神经内科疑难罕见病例精选
——2023苏州大学附属第二医院神经内科病例

主编 刘春风 曹勇军 毛成洁

苏州大学出版社

图书在版编目(CIP)数据

神经内科疑难罕见病例精选：2023苏州大学附属第二医院神经内科病例/刘春风，曹勇军，毛成洁主编. 苏州：苏州大学出版社，2024.11. -- ISBN 978-7-5672-4998-1

Ⅰ．R741

中国国家版本馆CIP数据核字第2024DL5990号

Shenjing Neike Yinan Hanjian Bingli Jingxuan
——2023 Suzhou Daxue Fushu Di-er Yiyuan Shenjing Neike Bingli

书　　名：	神经内科疑难罕见病例精选
	——2023苏州大学附属第二医院神经内科病例
主　　编：	刘春风　曹勇军　毛成洁
责任编辑：	王晓磊
助理编辑：	何　睿

出版发行：	苏州大学出版社（Soochow University Press）
社　　址：	苏州市十梓街1号　邮编：215006
印　　装：	苏州市古得堡数码印刷有限公司
网　　址：	www.sudapress.com
邮　　箱：	sdcbs@suda.edu.cn
邮购热线：	0512-67480030
开　　本：	700 mm×1 000 mm　1/16　印张：8　字数：148千
版　　次：	2024年11月第1版
印　　次：	2024年11月第1次印刷
书　　号：	ISBN 978-7-5672-4998-1
定　　价：	65.00元

凡购本社图书发现印装错误，请与本社联系调换。
服务热线：0512-67481020

编写人员名单

主　　编　刘春风　曹勇军　毛成洁
副 主 编　李　洁　肖国栋　陈　静　罗蔚锋　胡伟东
编写秘书　庄　圣
编写人员（按姓氏笔画排序）

王辰涛	王怀舜	尤寿江	毛成洁	石际俊
庄　圣	刘　晶	刘春风	刘善雯	闫家辉
李　凯	李　洁	肖国栋	沈　赟	张　霞
张金茹	张艳林	张琪林	陈　静	罗蔚锋
金　宏	周旭平	胡　华	胡伟东	侯　杰
徐加平	徐晓东	郭志良	黄志超	黄译腺
曹勇军	曹钰兰	程筱雨	熊康平	戴永萍

（以上编写人员单位均为苏州大学附属第二医院）

前言

神经系统是人体最为复杂、精密的系统之一，而与神经系统相关的疑难罕见疾病的诊疗是对临床医生思辨能力与技术的考验。目前借助先进的科学手段，我们得以从细胞甚至分子水平了解这些疾病背后的机制。但传统的病史采集、典型的临床症状和规范的体格检查，对于一名优秀神经内科医生成长的意义是不言而喻的，这一点在疑难罕见病例的诊断中体现得尤为明显。如何在千头万绪中抓住关键点，寻找突破口，步步为营，抽丝剥茧，推理演绎，从而揭开疾病的全貌，这是神经内科的魅力所在，也是我们编写本书的初衷。

2012年起，依托苏州市医学会神经病学分会的平台，我们组织了系列苏州市神经内科的疑难病例交流会，取得了很好的反响。随着科室规模的扩大和亚专科的发展，科室也开始进行类似活动，如今每周固定的科内疑难病例讨论提高了广大医生的临床诊治能力。2021年至今，我们借助每季度的"'神话'姑苏"系列疑难病例讨论沙龙，将科内具有重要意义的疑难病例编著成册，以飨读者。这既是我们自身的经验总结，也是与神经内科同道交流的宝贵财富。本年度，我们遴选了不同亚专科方向的14例疑难罕见病例纳入本书。在编写过程中，我们主要着眼于这些病例的分析和思辨过程，由浅入深，由点到面，对诊治中的重点、难点和要点进行分析和综述。

尽管本书中的病例经过认真梳理，力求最大程度地向读者完整展示每一则病例背后的诊治脉络，但由于神经疾病诊疗的复杂性、编者知识水平的局限性和理解角度的差异性,内容可能存在一些缺陷或不足。我们恳切希望广大读者提出宝贵意见和建议,让神经系统疑难罕见病的诊治更上一层楼。

最后,衷心感谢为本书编写作出巨大贡献和支持的科室同道、研究生和苏州大学出版社的老师们,再次向你们表示诚挚的谢意!

刘春风　曹勇军　毛成洁
2024 年 10 月 20 日
于苏州大学附属第二医院

目录

- **病例一**
  成人晚发型齿状核红核苍白球路易体萎缩 / 1

- **病例二**
  原发性中枢神经系统血管炎 / 8

- **病例三**
  成年后确诊的青少年失神癫痫 / 19

- **病例四**
  合并周围神经病的 Lambert-Eaton 综合征 / 28

- **病例五**
  颈动脉支架置入术后急性神经功能障碍 / 36

- **病例六**
  以语言功能障碍为突出表现的非典型阿尔茨海默病 / 43

- **病例七**
  多巴反应性肌张力障碍 / 53

- **病例八**
  伴随 MOG 抗体阳性的中枢神经系统淋巴瘤 / 61

- **病例九**
  以帕金森症状为表现的遗传性痉挛性截瘫 58 型 / 69

- **病例十**
  发热伴癫痫起病的树胶肿性神经梅毒 ／76

- **病例十一**
  新型冠状病毒感染后以 Balint 综合征为首发表现的散发性克－雅病 ／83

- **病例十二**
  他汀类药物相关的抗 HMGCR 抗体阳性免疫介导的坏死性肌病 ／94

- **病例十三**
  Moyamoya 病合并颈动脉蹼致脑梗死 ／102

- **病例十四**
  PRKN 基因突变致早发型帕金森病 ／109

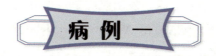

成人晚发型齿状核红核苍白球路易体萎缩

齿状核红核苍白球路易体萎缩（dentatorubral-pallidoluysian atrophy，DRPLA）是一种罕见的常染色体显性遗传神经系统遗传性疾病,临床多以小脑性共济失调、癫痫、认知障碍、肌阵挛等锥体外系和高级皮层功能受损为主,表现多样而复杂。DRPLA 属于脊髓小脑性共济失调中较为少见的亚型,在我国报道较少,且以单纯性共济失调为首发表现的患者难以早期识别,易导致误诊。现报道 1 例以共济失调隐匿起病、无明显认知及皮层受累的 DRPLA 患者,以期提高临床医生对于遗传性小脑性共济失调的认识。

临床资料

一、一般资料

患者女性,53 岁,因"反复头晕伴行走不稳 1 年余"于 2023 年 7 月 25 日就诊于苏州大学附属第二医院神经内科门诊。患者 2022 年 6 月起无明显诱因出现反复头晕,无明显行走偏斜,无视物旋转,无耳鸣,无肢体抽搐,当地医院予改善循环治疗后症状好转。2023 年 1 月起患者再次出现头晕,伴行走不稳。当地医院予口服"胞磷胆碱钠、银杏滴丸、氟桂利嗪胶囊"后症状缓解,但仍有反复发作,伴有行走不稳。当地医院完善头颅 MRI 提示脑白质多发脱髓鞘病变。为进一步诊治,拟"共济失调待查"收住我科。患者既往体健,否认特殊药物接触史,否认蚊虫叮咬或外出旅游史。患者的哥哥有类似头晕症状,具体不详。患者育有 1 子,体健。

查体：神志清楚，双瞳直径 2.5 mm，对光反射灵敏，双侧眼球活动到位，未及眼震，言语流利，对答切题，四肢肌力 5 级，肌张力正常。双上肢平举时，可见双手远端手指不自主运动，未诱发出肌阵挛。稍宽基步态，上肢指鼻试验完成可，下肢跟膝胫试验完成稍慢，双侧巴宾斯基（Babinski）征阳性。心律齐，无杂音，肺部听诊无异常。

二、辅助检查

入院实验室检查血常规、肝肾功能、同型半胱氨酸、甲状腺功能三项、肿瘤标志物、维生素 B_{12}、叶酸、糖化血红蛋白、输血前检查（乙肝五项、梅毒螺旋体、HIV）、抗心磷脂抗体、抗中性粒细胞胞质抗体（antineutrophil cytoplasmic antibody，ANCA）、红细胞沉降率均未见异常。自身抗体初筛：抗 Scl-70 抗体弱阳性，抗核抗体阴性，主要核型滴度 <1∶100。完善腰椎穿刺检查，脑脊液压力为 170 mmH$_2$O（1 mmH$_2$O ≈ 9.807 Pa），脑脊液常规、墨汁染色、脑脊液生化、脑脊液中枢神经系统脱髓鞘抗体组合［抗髓鞘少突胶质细胞糖蛋白（myelin oligodendrocyte glycoprotein，MOG）抗体、抗胶质纤维酸性蛋白（glial fibrillary acidic protein，GFAP）抗体、抗水通道蛋白 4（aquaporin-4，AQP-4）抗体］结果阴性。外院头颅 CT 平扫可见侧脑室旁白质大片低信号。完善头颅 MRI 平扫可见脑桥基底部（图 1-1A，白色三角）、双侧丘脑（图 1-1B，白色箭头）对称性 T2WI/FLAIR 高信号，伴双侧小脑上脚萎缩，双侧侧脑室旁可见大片融合状白质异常信号，皮质下 U 型纤维保留。MRI 矢状位可见小脑半球萎

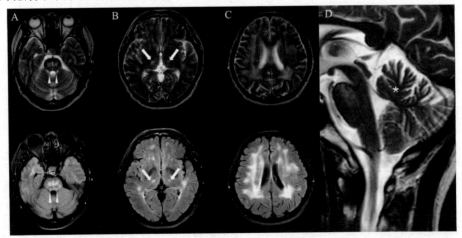

图 1-1　患者头颅 MRI 检查情况

缩,沟回加深(图1-1D,星号)。头颅 MRA 及 MRV 未见明显异常。脑电图大致正常。简易智力状态检查量表(mini-mental state examination,MMSE)27 分,蒙特利尔认知评估(Montreal cognitive assessment,MoCA)27 分(初中文化)。

结合患者病史、查体及影像学检查,考虑神经系统遗传性疾病可能性大,与家属沟通后外送核苷酸重复序列异常扩增检测,重点关注共济失调相关疾病谱。基因检测结果(图 1-2)回报提示患者 DRPLA 致病基因 *ATN1* 的 CAG 重复次数分别为 18 次和 56 次,其中一个等位基因超出正常范围(正常重复次数为≤35 次),最终确诊为 DRPLA。

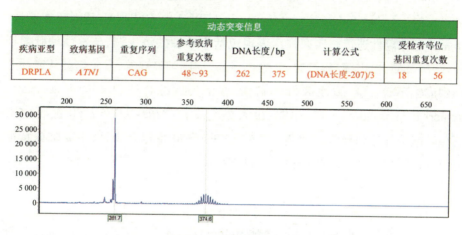

图 1-2　患者基因检测结果

三、诊断与鉴别诊断

本例患者为中年女性,以头晕、行走不稳症状隐匿起病,查体可见患者存在宽基底步态、下肢共济运动欠佳,主要定位于小脑半球锥体外系。此外,患者上肢运动系统检查时还发现存在远端肢体不自主运动,考虑为手足徐动症;患者双侧 Babinski 征阳性,提示双侧锥体束受累。因此,在定位诊断上,本例患者存在锥体外系为主,伴有临床上的锥体束受累。在定性诊断中,患者存在阳性家族史,后续头颅 MRI 提示脑白质营养不良表现,进一步提示遗传性疾病可能性大。除此之外,其他代谢性、中毒性等病变也需要考虑。最终,患者经基因检测确诊为 DRPLA。

在鉴别诊断方面,DRPLA 患者须与其他类型的遗传性共济失调进行鉴别,主要包括如下几类。① 脊髓小脑性共济失调(spinocerebellar ataxia,

SCA）：多呈常染色体显性遗传。主要包括我国最为常见的脊髓小脑性共济失调3型（SCA 3），或称马查多-约瑟夫病（Machado-Joseph disease，MJD），以及SCA 2、SCA 1、SCA 6、SCA 7、SCA 17和SCA 51。典型SCA患者存在小脑、脑干及脊髓变性受累的症状、体征，如小脑性共济失调、小脑性眼震、吟诗样言语、饮食呛咳、脑干反射阳性等。② 共济失调伴维生素E缺乏症（ataxia with vitamin E deficiency，AVED）：主要由α-TTP基因突变所致，呈常染色体隐性遗传。临床表现包括小脑性共济失调、腱反射减弱或消失、深感觉障碍、锥体束征、周围神经病及骨骼畸形、视网膜色素变性等，通常在20岁之前发病。③ 脑腱黄瘤病（cerebrotendinous xanthomatosis，CTX）：由CYP27A1基因突变所致，呈常染色体隐性遗传。典型临床表现包括小脑性共济失调、早发性动脉粥样硬化、腱黄瘤、白内障、慢性腹泻、锥体束征、周围神经病等，发病年龄从婴幼儿期到成年不等。④ 脆性X相关震颤/共济失调综合征（fragile X-associated tremor/ataxia syndrome，FXTAS）：由X染色体上FMR1基因5′UTR区的CGG三核苷酸重复序列异常扩增突变所致，多见于50岁以上男性，主要临床特征为意向性震颤、小脑性共济失调和认知障碍。

四、治疗

本例患者住院期间给予艾地苯醌30 mg（每日3次）、甲钴胺片0.5 mg（每日3次）口服治疗。基因检测结果明确后告知患者及家属，建议后续完善遗传咨询。

五、随访与转归

出院1个月后随访，患者头晕、行走不稳症状较前无明显变化。出院3个月后随访，患者症状同前。

讨 论

DRPLA为SCA中少见的亚型，主要在日本人群中多见，欧美人群中少见，国内目前也仅有零星报道。导致DRPLA的致病基因为定位于12p13.31的*ATN1*基因，负责编码中枢神经系统广泛表达的蛋白——atrophin-1蛋白。*ATN1*基因的第5号外显子存在CAG重复序列，编码多聚谷氨酰胺，于1994

年被首次发现并报道。研究发现，CAG 的异常重复序列范围为 48～93 次，当其拷贝数增加时可形成多聚谷氨酰胺，异常扩展后使编码蛋白产生毒性而致病。异常的多聚谷氨酰胺链可影响蛋白质翻译后加工、折叠及泛素蛋白酶的合成，导致突变蛋白质在神经元内异常聚集并形成包涵体，从而产生细胞毒性。因此，DRPLA 也属于多聚谷氨酰胺（Poly Q）疾病之一。

DRPLA 的病理表现为齿状核、红核、苍白球路易体系统的神经元丢失及萎缩，可伴有星形细胞增多，并出现包涵体。苍白球外侧为 DRPLA 患者神经元丢失最易受累部位，其次为齿状核及下丘脑核团。而上述核团中，大部分结构为锥体外系系统的重要组成部分，因此患者在临床表现上，共济失调、肌阵挛、不自主运动等锥体外系症状可能相对突出。

DRPLA 患者各个年龄段均可发病，平均起病年龄约为 31 岁，无明显性别差异。依据发病年龄和临床特征，可将 DRPLA 分为少年型（发病年龄 20 岁以下）和成年型（发病年龄 20 岁及以上），其中成年型又可以分为成年早发型（发病年龄 20～40 岁）和成年晚发型（发病年龄 40 岁以上）。少年型 DRPLA 患者可特征性表现为进行性肌阵挛、癫痫发作，伴有进展性共济失调和智力倒退。大部分患者以癫痫为首发症状而就诊，可出现包括强直、阵挛、强直-阵挛发作在内的各种形式的痫性发作。肌阵挛发作也常见于少年型 DRPLA 患者，偶伴失神发作、失张力发作、局灶性发作甚至局灶继发全面性癫痫发作。因此，少年型 DRPLA 在鉴别诊断中，需要与家族性原发性肌阵挛癫痫、进行性肌阵挛性癫痫、肌阵挛癫痫伴破碎红样纤维、拉福拉（Lafora）病等进行鉴别。成年型患者，尤其是成年晚发型 DRPLA 患者，可表现为锥体外系和皮层的症状，包括小脑性共济失调、痴呆、手足徐动、舞蹈症和精神异常，以共济失调和认知障碍为首发者多见。也有研究认为，60 岁以上的患者可能仅以轻微的共济失调症状起病而无其他任何症状。本例患者即成年晚发型患者，尽管未超过 60 岁，但其临床症状主要为单纯性的小脑性共济失调，同时伴有轻微的手足徐动，认知障碍表现并不突出，患者病史及脑电图结果也均未提示有癫痫相关的异常表现，因此更加支持对于怀疑晚发起病的 DRPLA 患者，癫痫、痴呆等症状或体征并非必要条件，且在病程初期上述临床表现可能十分轻微。临床对于此类患者，应该与获得性小脑性共济失调（如自身免疫相关小脑炎）、神经变性疾病相关的共济失调（如多系统萎缩）及其他晚发性遗传性共济失调（如其他类型的 SCA、CTX、FXTAS）进行鉴别。

另一个值得注意的点为 DRPLA 的 MRI 表现,即小脑、脑干萎缩和广泛的脑白质病变。DRPLA 患者常见脑干和小脑萎缩,且其萎缩程度与年龄和 CAG 重复次数存在显著相关性。在处于病程早期的 DRPLA 患者,如本例患者中,也可见到小脑上脚的萎缩。在白质病变上,DRPLA 患者的白质病变属于脑白质营养不良,主要分布于大脑皮层、脑干、丘脑和小脑,也是 DRPLA 特征性 MRI 表现。其中,病程越长,成年型 DRPLA 患者中白质高信号可能越显著,但本例患者如此广泛且融合性的侧脑室旁白质病变并不多见,提示其白质病变可能并非与病程长短相关。此外,在临床实践中,若遇到存在可疑的遗传背景、MRI 提示脑白质营养不良同时伴有明显脑干受累的患者,除 DRPLA 外,还应该与以下疾病进行鉴别,包括伴脊髓和脑干受累且脑白质乳酸升高的脑白质病(leukoencephalopathy with brain stem and spinal cord involvement and lactate elevation,LBSL)、过氧化物酶体障碍相关疾病、肝豆状核变性、亚历山大(Alexander)病、利氏(Leigh)综合征、成人葡聚糖小体病和常染色体显性遗传成人型脑白质营养不良(adult-onset autosomal dominant leukodystrophy,ADLD)。了解脑白质病变的分布模式往往可能是临床确诊或选择后续基因检测策略的重要突破口。

DRPLA 目前尚无统一的诊断标准,主要依赖基因诊断进行确诊。当患者存在符合前述的临床症状、影像学特点、伴或不伴常染色体显性遗传特点的阳性家族史时,应建议进一步行 DRPLA 的动态突变筛查。目前检测方法主要是通过聚合酶链式反应(polymerase chain reaction,PCR)技术放大 ATN1 基因的 CAG 重复区域,并结合毛细管电泳和克隆测序,以明确 CAG 重复拷贝数目,一般当相应等位基因重复序列超过 48 次时可认为存在致病可能。本病目前尚无对因治疗,主要以对症治疗为主。对于临床上存在可疑癫痫或肌阵挛发作的患者,建议早期进行脑电图检查,并选择合适的药物,主要以缓解患者临床症状、改善生活质量为目的。

总 结

DRPLA 是一种以共济失调、认知障碍、癫痫、肌阵挛等症状构成多种临床组合的遗传性疾病,但部分患者可能症状十分轻微,甚至仅以共济失调为首发或单一表现,此时应结合患者家族史及影像学资料加以甄别,选择合适的基因检测策略。另外,伴有脑干受累的脑白质营养不良疾病鉴别谱对于临床诊断及诊疗策略的制订具有重要意义。

【参考文献】

[1] RUDAKS L I, YEOW D, NG K, et al. An update on the adult-onset hereditary cerebellar ataxias: novel genetic causes and new diagnostic approaches[J]. Cerebellum, 2024.

[2] CARROLL L S, MASSEY T H, WARDLE M, et al. Dentatorubral-pallidoluysian atrophy: an update[J]. Tremor Other Hyperkinet Mov (N Y), 2018,8:577.

[3] TENCHOV R, SASSO J M, ZHOU Q A. Polyglutamine (PolyQ) diseases: navigating the landscape of neurodegeneration[J]. ACS Chem Neurosci, 2024,15(15):2665-2694.

[4] SUNAMI Y, KOIDE R, ARAI N, et al. Radiologic and neuropathologic findings in patients in a family with dentatorubral-pallidoluysian atrophy[J]. AJNR Am J Neuroradiol, 2011,32(1):109-114.

[5] 罗赛,江泓. 齿状核红核苍白球路易体萎缩症一例[J]. 罕见病研究,2022,1(2):183-188.

[6] SUGIYAMA A, SATO N, NAKATA Y, et al. Clinical and magnetic resonance imaging features of elderly onset dentatorubral-pallidoluysian atrophy[J]. J Neurol, 2018,265(2):322-329.

[7] 中华医学会神经病学分会神经遗传学组. 中国遗传性共济失调诊治专家共识2024[J]. 中华神经科杂志,2024,57(4):315-325.

[8] SUGIYAMA A, SATO N, KIMURA Y, et al. The cerebellar white matter lesions in dentatorubral-pallidoluysian atrophy[J]. J Neurol Sci, 2020,416:117040.

[9] SCHIFFMANN R, VAN DER KNAAP M S. Invited article: an MRI-based approach to the diagnosis of white matter disorders[J]. Neurology, 2009,72(8):750-759.

[10] CONTESSE M G, WOODS R J, LEFFLER M, et al. Understanding dentatorubral-pallidoluysian atrophy (DRPLA) symptoms and impacts on daily life: a qualitative interview study with patients and caregivers[J]. Ther Adv Rare Dis, 2024,5:26330040241252447.

(庄圣　李凯　陈静　毛成洁　刘春风)

病例二

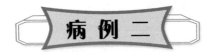

原发性中枢神经系统血管炎

原发性中枢神经系统血管炎（primary angiitis of the central nervous system, PACNS）是一种主要累及脑、脊髓和软脑脊膜中小血管的罕见免疫炎性疾病。由于 PACNS 的临床表现、影像学表现及实验室检查缺乏特异性，确诊依赖于组织病理学结果，在临床实践中诊断困难且易于误诊。如未能及时给予免疫抑制治疗，病情可反复或加重，造成严重神经功能缺损，影响生活质量甚至危及生命。现报道 1 例以颅内多发出血起病，以多发脑白质活动性病变为特点的 PACNS 患者，以期提高临床医生对本病的认识。

临床资料

一、一般资料

患者男性，24 岁，因"发作性右侧肢体麻木乏力伴言语不清 5 天"于 2021 年 9 月 7 日就诊于神经内科。患者入院 5 天前突发右侧肢体麻木无力，伴言语不清，持续 1 天后症状完全好转。2 天前症状再发，持续不缓解，至当地医院行头颅 CT 示颅内多发点状高密度影。为进一步诊治，至苏州大学附属第二医院就诊，复查头颅 CT 示右侧顶枕叶、左侧顶叶点状高密度影（图 2-1）。患者 2020 年 5 月开始出现反复双眼视物模糊、视力下降，双眼玻璃体积血，激光治疗后症状好转，考虑双眼视网膜静脉炎、双眼视网膜静脉阻塞。个人史、家族史无特殊。

查体：血压 103/68 mmHg（1 mmHg ≈ 133.3 Pa），神志清楚，言语流利，双

侧瞳孔等大等圆,直径约 2.5 mm,对光反射灵敏,伸舌居中,四肢肌力及肌张力正常,感觉、共济查体无异常,双侧病理征未引出。

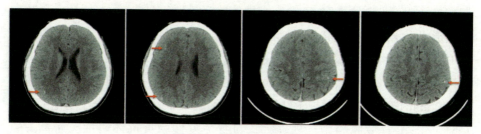

图 2-1　患者头颅 CT 结果

二、辅助检查

入院后完善相关实验室检查。凝血全套示部分凝血活酶时间 46.7 s(正常值 30~45 s),抗凝血酶Ⅲ86%(正常值 75%~130%)。血常规、生化全套、糖化血红蛋白、同型半胱氨酸、甲状腺功能、输血前检查均正常。自身抗体、ANCA、抗环瓜氨酸肽抗体、抗心磷脂抗体阴性。头颅 MRI 示双侧额顶叶皮层、放射冠多发异常信号,周围见粗大迂曲血管影(图 2-2)。颅脑 MRA 未见明显异常;颅脑 MRV 示上矢状窦、皮层静脉、双侧横窦、乙状窦显影欠佳(图 2-3)。腰椎穿刺:脑脊液压力 305 mmH$_2$O,外观清亮;脑脊液常规示红细胞 5×10^6/L,白细胞 0;脑脊液生化示蛋白 1.35 g/L。完善 DSA 示上矢状窦及皮层静脉显影不清,静脉回流慢,可见皮层静脉代偿性扩张(图 2-4)。考虑颅内静脉血栓形成,予以低分子肝素抗凝、甘露醇降颅压治疗。住院治疗 9 天,症状完全好转而出院。出院后予以达比加群 110 mg(每日 2 次)抗凝治疗。2021 年 10 月 14 日复查头颅 MRI 示 DWI 序列未见明显异常;FLAIR 序列两侧额顶叶皮层下病灶较前缩小、双侧半卵圆中心病灶较前增大,脑桥右侧、小脑可见异常信号(图 2-5)。颅脑 MRV 示双侧上矢状窦、皮层静脉、双侧横窦、乙状窦显影欠佳,可见代偿的皮层静脉,较前无明显变化。2021 年 10 月 18 日复查头颅 CT 示颅内点状出血完全吸收,继续给予达比加群抗凝治疗。2022 年 5 月,患者因头痛伴视力下降再次入院,完善头颅 MRI 示两侧额叶部分病灶较前缩小,余脑内异常信号灶范围较前增大;右侧丘脑、两侧小脑半球、两侧放射冠区新增多发异常信号灶(图 2-6)。颅脑 TOF-MRA 示右侧椎动脉颅内段较对侧细;颅脑 MRV 示上矢状窦内未见明显充盈缺损影,双侧横窦及乙状窦局部显影欠佳。完善腰椎穿刺：脑脊液压力 380 mmH$_2$O；脑脊液常规示红细胞 0，白细胞 41×10^6/L；脑脊液生化示蛋白 1.77 g/L。完善 DSA 示毛细血管期和静脉期可见右侧横窦、乙状窦交界处狭窄，显影欠佳。予右侧颅内静脉支架成形术。术后头痛症状好转，无创颅内压 112 mmH$_2$O，抗栓方案为利伐沙班 10 mg（每日 1 次）、氯吡格雷 75 mg（每日 1 次）。2022 年 8 月，患者仍有颈部疼痛，偶有牙龈出血，停用抗栓药物并再次入院。复查腰椎穿刺：脑脊液压力 240 mmH$_2$O；脑脊液常规示红细胞 0，白细胞 23×10^6/L；脑脊液生化示蛋白 1.51 g/L；脑脊液脱髓鞘三项、隐血、自身免疫性脑炎抗体阴性。完善头颅 MRI 平扫＋增强＋头颈部 CE-MRA 示右侧颞枕叶、左侧小脑半球部分病灶较前缩小；双侧额叶、右侧小脑半球部分病灶范围较前增大。头颈部 CE-MRA 示右侧椎动脉全程较对侧细，右侧椎动脉 V$_1$ 段管壁毛糙、V$_3$ 段局部狭窄。增强扫描示左侧顶叶异常信号灶呈弱强化，内部见多发迂曲小血管；余脑实质内见多发斑点状明显强化灶；脑内小血管明显增多，右侧额叶见增粗、迂曲血管影；脑膜呈明显线样强化；SWI 序列示多发微出血（图 2-7）。

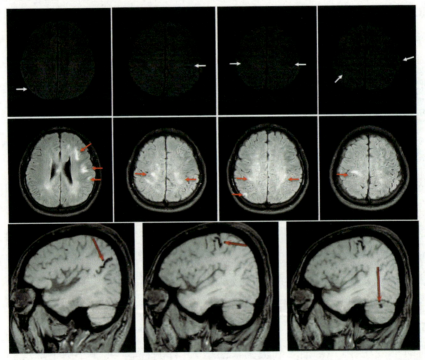

图 2-2　患者头颅 MRI 结果

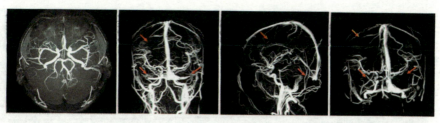

图 2-3 患者颅脑 MRA 及 MRV 结果

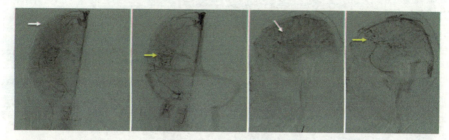

图 2-4 患者 DSA 结果

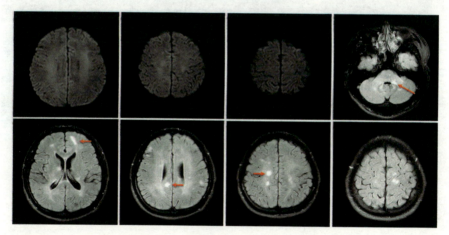

图 2-5 患者复查头颅 MRI 结果

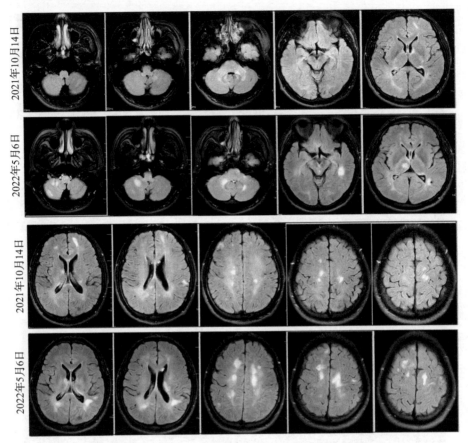

图2-6 患者2022年5月6日与2021年10月14日头颅MRI结果对比

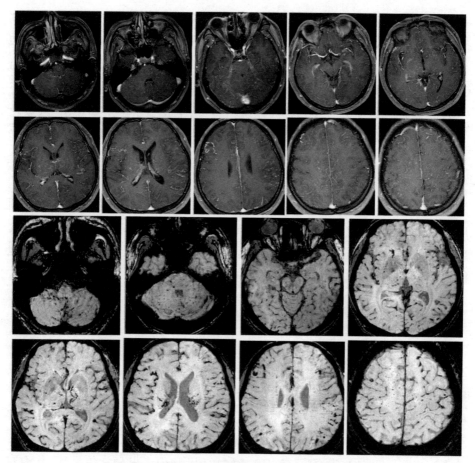

图 2-7　患者头颅 MRI 增强及 SWI 序列结果

三、诊断与鉴别诊断

患者颅内多发白质病灶，发病以来病灶此消彼长，但未见明显神经功能缺损症状，考虑为非破坏性白质病变。SWI 序列上见皮层及皮层下多发微出血灶，在右侧颞叶见线状含铁血黄素沉积，考虑既往出血。患者腰椎穿刺示高颅压、蛋白增高及细胞数增高，外送脱髓鞘、自身免疫性脑炎检查结果均为阴性，诊断考虑为 PACNS。

PACNS 缺乏典型临床表现，影像学表现多变，实验室检查无特异性，脑活检因其有创性在临床应用受限。所以，该病诊断以排除其他疾病为主。该患者以发作性神经功能缺损症状起病，根据其腰椎穿刺结果及影像学检查结果，主要须与以下疾病鉴别。① 脑淀粉样血管病相关炎症（cerebral amyloid angiopathy-related inflammation,CAA-ri),临床表现以亚急性认知功能下降、癫痫和头痛最为常见。MRI 显示 T2 序列呈斑片状或汇合性高信号区,敏感性加权成像显示微出血。红细胞沉降率可升高,脑脊液可有细胞增多和蛋白升高。CAA-ri 的诊断标准中要求年龄 >40 岁,本例患者发病年龄为 24 岁,不支持 CAA-ri 诊断。② 继发性中枢神经系统血管炎,主要鉴别点是 PACNS 只累及中小血管。患者的实验室检查结果无诊断相应系统性炎症性疾病的依据。

四、治疗

2022 年 8 月 22 日起予甲泼尼龙 500 mg 冲击治疗,辅以甘露醇脱水降颅压。每 3 天甲泼尼龙依次减量为 250 mg、120 mg、80 mg。2022 年 9 月 2 日,患者无头痛,病情稳定,予带药出院。出院予强的松 50 mg,每日 1 次,每周减 1 片,至 5 mg 维持;氯吡格雷 75 mg,每日 1 次。

五、治疗结果、随访及转归

2022 年 12 月 2 日,患者复查头颅 MRI 示病灶较前明显缩小(图 2-8)。2023 年 5 月 2 日,患者复查头颅 MRI 示双侧小脑半球及右侧海马较前为新发病灶,强的松剂量由 5 mg(每日 1 次)调整为 10 mg(每日 1 次),加用吗替麦考酚酯胶囊 0.25 g(每日 2 次)。2023 年 11 月 7 日,患者因头痛再次入院,完善腰椎穿刺示脑脊液压力 230 mmH$_2$O;脑脊液常规示红细胞 0,白细胞 $18×10^6$/L;脑脊液生化示蛋白 1.2 g/L。完善头颅 MRI 示脑内多发异常信号灶,其中双侧额叶皮层下、两侧小脑半球异常信号灶较前增多、增大,余较前相仿;颅内多发异常迂曲增粗小血管。增强扫描示右侧颞叶可见小斑片状轻度强化灶,双侧小脑半球、脑实质内可见多发斑点状、条索状强化灶。再次予甲泼尼龙 500 mg 冲击治疗,每 3 天甲泼尼龙依次减量为 250 mg、120 mg、80 mg。2023 年 11 月 19 日出院,继续予甲泼尼龙 16 mg(每日 1 次)、吗替麦考酚酯胶囊 0.5 g(每日 2 次)、度洛西汀 40 mg(每日 1 次)、氢氯吡格雷片 75 mg(每日 1 次)口服。2023 年 12 月 18 日,出院 1 个月后门诊复诊,患者头痛症状消失,继续予吗替麦考酚酯 0.5 g(每日 2 次),甲泼尼龙减为 12 mg(每日 1 次)。2024 年 3 月 18 日,出院 4 个月后门诊复诊,患者头痛症状消失,甲泼尼龙减至 8 mg(每日 1 次)维持,继续予吗替麦考酚酯 0.5 g(每日 2 次)。

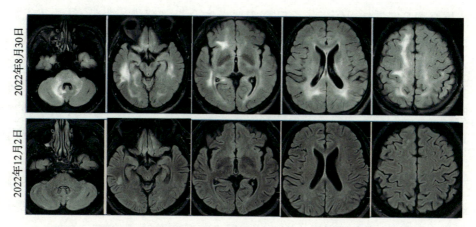

图2-8 患者2022年8月30日与2022年12月2日头颅MRI结果对比

讨 论

PACNS是一种病因不明的血管炎性疾病,于1959年首次作为一种独立的疾病被提出。其发病率约为每年2.4/100万,男女比例为1:1,任何年龄均可受累,多见于40~50岁。PACNS典型的病理学改变为原发的血管透壁性损害及破坏性血管炎性反应。根据组织病理特点分为肉芽肿性血管炎、淋巴细胞性血管炎、坏死性血管炎、β淀粉样蛋白相关性血管炎等。肉芽肿性血管炎与良好的治疗反应性相关。伴随跨壁纤维素样坏死和急性炎症的坏死性血管炎与颅内出血相关。

PACNS通常缓慢起病,少数也可急性起病,病程可有复发缓解,也可进行性加重。PACNS无特异性临床表现。根据受累的血管大小,PACNS可分为中血管受累型和小血管受累型。中血管受累型多表现为局灶性神经功能症状,小血管受累型多表现为认知障碍、意识水平改变、癫痫发作。头痛是PACNS患者最常见的症状,见于约一半的PACNS患者。另外,约5%的患者可有脊髓受累,但孤立性脊髓血管炎较为罕见。本例患者以局灶性神经功能异常起病,后有反复头痛病史,脑血管造影未见大、中血管受累,符合血管造影阴性的小血管受累型。

实验室检查主要用于排除与PACNS表现相似的其他疾病。红细胞沉降率、C反应蛋白等炎症指标明显升高或同时伴有血ANCA、抗心磷脂抗体、狼疮抗凝物等继发性血管炎指标升高需要考虑全身的感染或炎性、结缔组织病引起的继发性 PACNS 可能。血乳酸脱氢酶升高需要考虑血管内淋巴瘤可能。考虑到许多卒中模拟病和继发性中枢神经系统血管炎都会累及眼部,眼科检查对所有患者是必需的,荧光素血管造影可以发现眼底检查正常患者的视网膜周围血管病变。在没有禁忌证的情况下,应该完善腰椎穿刺以评估是否存在中枢神经系统炎症和其他感染性或肿瘤性疾病;脑脊液压力一般正常,淋巴细胞计数、蛋白可轻或中度升高。本例患者腰椎穿刺示脑脊液压力明显增高,一方面考虑为血管炎引起的静脉回流障碍,在脑静脉血管造影中确实可见静脉回流缓慢及皮层静脉代偿性扩张,右侧乙状窦静脉支架植入后颅内压也可见相应下降;另一方面考虑为广泛脑实质炎症反应引起。

10.8%~63.6%的 PACNS 患者可出现颅内出血,包括脑出血、蛛网膜下腔出血、慢性微出血灶。CT 对脑出血以外的颅内病灶显示灵敏度较低,临床上常被 MRI 取代。PACNS 患者通过 MRI 检查,90%~100%可有阳性发现。常见的异常表现包括同时累及皮层和皮层下的多发梗死、进行性融合的白质病灶、DWI 多发高信号、脑实质内大小血肿、脑实质内多发微出血、脑实质内多发小的强化病灶、单发或多发大块强化病灶、血管周围间隙扩大伴强化、软脑膜的强化病灶。颅内血管检查包括 MRA、CTA 及 DSA,典型改变为狭窄、闭塞、串珠样改变、多发微动脉瘤等。但这些检查在 PACNS 诊断方面特异度不高,未来结合高分辨率核磁共振成像(HRMR-VWI)可能提高对血管壁病变的识别能力,有助于 PACNS 的精确诊断。对于中血管型 PACNS,血管造影检查可见阳性结果,而小血管型 PACNS 血管造影往往阴性。本例患者以局灶性神经功能异常起病,后有反复头痛病史,脑血管造影未见大、中血管受累,符合血管造影阴性的小血管受累型。

1988 年提出的 PACNS 诊断标准如下:① 通过积极检查及鉴别诊断仍无法解释的神经功能缺失;② 神经影像检查高度提示动脉炎和/或组织学检查发现病变局限于中枢的血管;③ 排除可以引起与 PACNS 类似血管改变或与中枢神经系统血管炎相关的疾病。为排除可逆性脑血管收缩综合征(reversible cerebral vasoconstriction syndrome, RCVS),2009 年在此基础上提出了新的补充诊断标准如下:① 有组织活检病理证实的血管炎证据,为确诊的 PACNS;② 血管造影、MRI、脑脊液检查结果符合 PACNS,无组织学证据,为很可能的 PACNS。尽管有上述诊断标准,临床工作中诊断 PACNS 仍然困难。一方面是由于病理取材困难,且存在假阳性、假阴性结果;另一方面是因为其临床症状、实验室检查结果及影像学检查无特异性,极易与 RCVS 等疾病混淆。因此,对 PACNS 进行鉴别诊断检查以排除其他疾病尤为重要。对于中血管受累型 PACNS,需要考虑的鉴别诊断疾病包括 RCVS、颅内动脉粥样硬化、烟雾病等。而对于小血管受累型 PACNS,需要考虑的鉴别诊断疾病包括遗传性脑小血管病、淀粉样脑小血管病等。

PACNS 一线治疗首选糖皮质激素,病情危重者可联合免疫抑制剂(如环磷酰胺)。二线治疗包括吗替麦考酚酯、硫唑嘌呤等。三线治疗包括肿瘤坏死因子-α 拮抗剂、利妥昔单抗等生物制剂,尚缺乏足够证据,暂不推荐单用、一线治疗用或用于激素治疗的联合方案。

总 结

PACNS 虽发病率低,但由于其缺乏典型临床表现、影像学表现及实验室检查指标,诊断困难,临床医生须加强对其的认识。对于疑难疾病的追踪随访,是临床中诊治的重要手段。

【参考文献】

[1] CRAVIOTO H, FEIGIN I. Noninfectious granulomatous angiitis with a predilection for the nervous system[J]. Neurology, 1959, 9: 599-609.

[2] DEB-CHATTERJI M, SCHUSTER S, HAEUSSLER V, et al. Primary angiitis of the central nervous system: new potential imaging techniques and biomarkers in blood and cerebrospinal fluid[J]. Front Neurol, 2019, 10:568.

[3] MILLER D V, SALVARANI C, HUNDER G G, et al. Biopsy findings in primary angiitis of the central nervous system[J]. Am J Surg Pathol, 2009, 33(1):35-43.

[4] SCHUSTER S, BACHMANN H, THOM V, et al. Subtypes of primary angiitis of the CNS identified by MRI patterns reflect the size of affected vessels[J]. J Neurol Neurosurg Psychiatry, 2017, 88(9):749-755.

[5] BEUKER C, STRUNK D, RAWAL R, et al. Primary angiitis of the CNS: a systematic review and meta-analysis[J]. Neurol Neuroimmunol Neuroinflamm, 2021, 8(6):e1093.

[6] AYVACIOĞLU CAGAN C, TEMUCIN C M, ARSLAN D, et al. Isolated spinal cord granulomatous angiitis: a case report and review of the literature[J]. J Neurol, 2022, 269(6):3175-3179.

[7] AGARWAL A, SHARMA J, SRIVASTAVA M V P, et al. Primary CNS vasculitis (PCNSV): a cohort study[J]. Sci Rep, 2022, 12(1):13494.

[8] CALABRESE L H, MALLEK J A. Primary angiitis of the central nervous system. Report of 8 new cases, review of the literature, and proposal for diagnostic criteria[J]. Medicine(Baltimore), 1988, 67(1):20-39.

[9] BIRNBAUM J, HELLMANN D B. Primary angiitis of the central nervous system[J]. Arch Neurol, 2009, 66(6):704-709.

[10] 乔清, 邢永红, 周官恩, 等. 原发性中枢神经系统血管炎研究进展[J]. 中风与神经疾病杂志, 2022, 39(8):754-757.

（王辰涛　张霞　曹勇军）

/ 病例三　成年后确诊的青少年失神癫痫 /

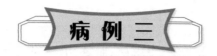

成年后确诊的青少年失神癫痫

青少年失神癫痫(juvenile absence epilepsy，JAE)是特发性全面性癫痫(idiopathic generalized epilepsy，IGE)中相对少见的一种，常见发病年龄为9~13岁，失神发作次数较少，且发作时意识障碍较儿童失神癫痫程度轻，患儿及家长对此类发作可能因认识不足而未引起重视。本例JAE患者直到成年后首发全面性强直-阵挛发作(generalized tonic-clonic seizure，GTCS)方来就诊，通过脑电图检查最终确诊。希望通过本病例提高临床对于此类伴不完全性意识损伤的失神发作的认识，重视脑电图对癫痫发作分型的诊断作用，避免漏诊和误诊。

临床资料

一、一般资料

患者男性，23岁，因"反复发作性意识丧失伴四肢抽搐2年余"于2023年1月至苏州大学附属第二医院神经内科门诊就诊。患者于2020年10月首次出现发作性意识丧失伴四肢抽搐、口吐白沫，患者未予重视，1个月后再次出现类似发作，遂至外院就诊，考虑为癫痫(未见相关资料)，予奥卡西平0.3 g(每日2次)口服治疗，逐渐加量至0.6 g(每日2次)，发作控制不佳，每月仍有1次类似发作。生长发育史、家族史无特殊，否认有热性惊厥史，否认有头部外伤史，本科学历。

查体：意识清楚，双瞳直径2.5 mm，对光反射灵敏，眼球运动到位，未及眼震,四肢肌力 5 级,双侧深、浅感觉对称,双侧指鼻、跟膝胫试验完成良好,双侧 Babinski 征阴性。全身皮肤外观无明显异常。

二、辅助检查

患者完善血常规、肝功能、电解质、血氨、甲状腺功能三项、血尿有机酸筛查、同型半胱氨酸、输血前检查等均未见异常。生化全套:尿酸 444 μmol/L(正常值 89～420 μmol/L)。常规心电图及心脏超声未见异常。血药浓度:奥卡西平及其代谢产物 10.53 μg/mL(正常值 10～35 μg/mL)。头颅 MRI 示大枕大池、右上颌窦囊肿。头颅 MRA 示左椎动脉颅内段较对侧纤细,余未见明显异常。24 h 视频脑电图记录到很多次 3 Hz 左右的高幅棘/尖慢波两半球广泛长时程发放(10～110 s 不等),发作起始多数为两半球左右对称,少数见左右交替占优势;清醒期较睡眠期发放频繁,持续时间更长,可出现在讲话、进食过程中;发作在非快速眼动(non-rapid eye movement,NREM)各期和快速眼动(rapid eye movement,REM)期均等出现;发作时同步视频有时可见面部表情和动作减少,有时行动如常;3 Hz 棘慢波发放时患者及家属否认有任何不适及异常(图 3-1 至图 3-3)。

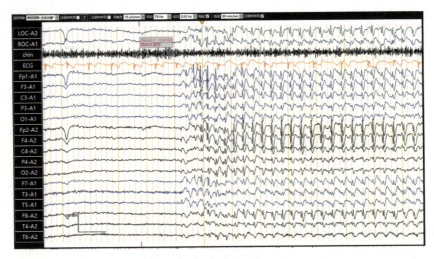

图 3-1　脑电图 1
(清醒睁眼时,两半球可见广泛出现的 3 Hz 左右棘慢波长时间发放)

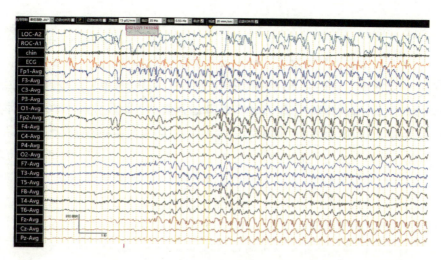

图 3-2 脑电图 2
（左额先起始的 3～4 Hz 广泛的棘慢波长时程发放）

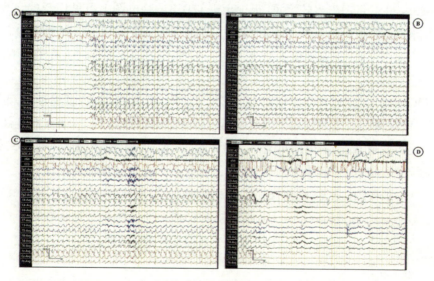

A:两半球同时出现广泛的 3.5 Hz 棘慢波,两额明显,右侧波幅高；B、C:2.5 Hz 棘慢波双侧广泛同步出现,两额明显；D:2.5 Hz 棘慢波停止发放,脑电背景恢复。

图 3-3 脑电图 3
（清醒期,一次 3～4 Hz 广泛的棘慢波长时程发放,持续 38 s）

三、诊断与鉴别诊断

患者2年多来反复出现发作性意识丧失伴四肢抽搐,结合24 h视频脑电图可见突然出现的意识障碍,面部表情呆滞,同步脑电图中见广泛性3 Hz左右棘慢波发放,癫痫诊断明确,发作类型考虑为典型失神发作和GTCS两种类型。追问病史得知,患者自小学起(具体年岁不详)有反复的发呆,有时伴持物脱落,患者及家属未予重视,未就诊治疗。神经系统检查正常,认知和发育均正常,否认有相关家族史,否认有热性惊厥、偏头痛、睡眠障碍等,平素脾气较暴躁。综上,考虑为全面性癫痫,从癫痫综合征层面考虑为青少年失神癫痫。病因尚不明确,可能与遗传有关,目前尚无共患病的临床表现。

主要鉴别诊断包括儿童失神癫痫(childhood absence epilepsy, CAE)和伴幻影失神的成人特发性全面性癫痫(a syndrome of IGE with phantom absences, IGE-PA)。CAE好发于4~10岁,发作较JAE频繁,每天1次或数次,持续时间为3~20 s,意识障碍较严重,很少出现GTCS。脑电图上可见广泛的2.5~4 Hz棘慢波,且21%~30%患儿的脑电背景中可见枕部间断出现节律性δ活动。CAE与JAE在临床电表现上存在一定的重叠,因此有时会存在诊断困难。但CAE预后较JAE好,多数为自限性,在青春期发作完全消失,可以停药。IGE-PA主要发生于青年期,发作类型包括幻影失神(失神表现轻微,不易察觉,仅在脑电图监测过程中因过度通气伴计数时出现延迟、遗漏或重复计数等错误而发现,同步脑电图可见短于5 s的3~4 Hz棘慢波广泛出现)、GTCS及失神持续状态(持续半小时至数日)。患者本人及家属都很难察觉幻影失神的发作。IGE-PA罕见,目前仅见零星病例报告,对其发病机制了解不多,脑电图上短于5 s的广泛性3~4 Hz棘慢波发放和失神持续状态是相对特征性表现。本例患者的脑电图和临床病史均不支持IGE-PA诊断。

四、治疗

患者于2年多前在外院诊断为癫痫,开始时口服奥卡西平治疗,逐渐加量至0.6 g(每日2次),发作控制仍不佳。至我院后结合视频脑电图结果考虑为IGE,根据发作类型及癫痫综合征,治疗首选丙戊酸钠0.5 g(每日2次),逐渐替换奥卡西平。患者发呆次数较前减少,情绪也较前平稳,但仍偶有全身强直阵挛发作。我院门诊常规脑电图检查未见3 Hz棘慢波发放,但右额颞叶可见少量中幅尖波发放(图3-4)。在丙戊酸钠的基础上添加拉莫三嗪治疗,但因皮疹而停用,考虑到脑电图上见有局灶性异常放电,尝试添加拉考沙胺0.1 g(每日2次)。

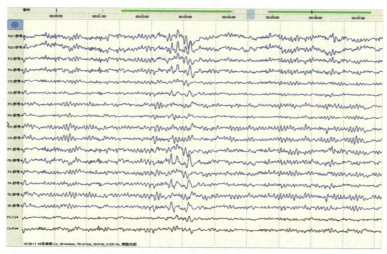

图3-4　脑电图4
(右额颞见有少量中幅尖波发放)

五、治疗结果、随访及转归

患者自服用丙戊酸钠0.5 g(每日2次)+拉考沙胺0.1 g(每日2次)治疗以来,每隔2~3个月随访1次,1年多来未再有GTCS及失神出现,复查脑电图示大致正常(图3-5)。

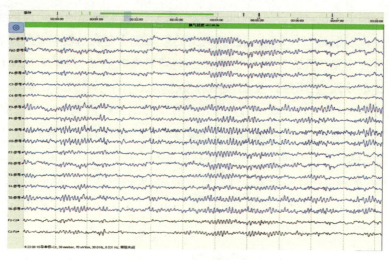

图3-5　大致正常脑电图

讨 论

癫痫是神经内科的常见疾病,国际抗癫痫联盟(International League Against Epilepsy,ILAE)将癫痫发作分为四大类,即局灶性发作、全面性发作、起始不明的发作及不能归类的发作。失神发作主要用来表述意识障碍,整合了警觉性和对自身及周围环境的认识两部分,ILAE 将其归属于全面性非运动性发作。典型失神发作所表现出的突然的意识障碍容易被察觉,同步脑电图中广泛的 >2.5 Hz 棘慢波、多棘慢波的发放,使我们能快速联想到 IGE。

IGE 是遗传性全面性癫痫的一个亚群,主要包括了四种综合征,即 CAE、JAE、青少年肌阵挛癫痫及仅有 GTCS 的癫痫。JAE 不常见,占儿童和青少年新发癫痫的 2.4%~3.1%,无明显性别差异。常见发病年龄为 9~13 岁,也可见于 8~20 岁。失神发作通常少于每日 1 次,主要表现为突然的意识障碍、凝视、面部表情呆滞、伴或不伴口周自动。患者的意识丧失有时并不完全,可对简单命令做出反应,但难以完成复杂的任务,持续时间通常为 5~30 s,偶有发作时间较长者。此外,超过 90% 的患者伴有 GTCS。神经系统检查及发育和认知正常,脑电图上可见广泛的 3~5.5 Hz 棘慢波。

由于失神发作的频率较低,意识丧失不完全,因此很容易被忽视和遗漏,患者有可能像本例患者一样直到出现"发作性意识丧失伴四肢抽搐"才就诊,提供相应病史时也可能会忽略儿时的反复发呆。成人神经内科门诊遇到最多的癫痫发作类型是 GTCS,这也与其突出的运动症状更容易被患者及家属识别并引起重视有关。此时医生一定要详细询问发作时症状,判断 GTCS 是原发性的还是继发性的,当患者及其家属对发作情况描述不清或无法提供有效信息时,脑电图特别是视频脑电图对癫痫发作类型的判断起到重要的辅助作用。对于本例成人患者,在正常脑电背景的基础上见到很多 2.5~6 Hz 广泛的棘慢和/或多棘慢波长时间发放,结合临床有失神发作,需要考虑 CAE 或 JAE 的可能,两者的脑电图特点见表 3-1。研究显示,失神发作时广泛的棘慢波与丘脑额叶皮质的激活及默认模式网络的失活有关,发作间期额叶和顶叶区域先于丘脑而激活。

表 3-1 CAE 与 JAE 的脑电图特征比较

对比项目		CAE	JAE
脑电图背景		可见枕部间断节律性 δ 活动	正常
发作间期脑电图	清醒期	2.5～4 Hz 广泛的棘波、棘慢波	3～5.5 Hz 广泛的棘波、棘慢波
	睡眠期	多棘慢波仅见于困倦和睡眠时	多棘慢波仅见于困倦和睡眠时
	不规则棘波、棘慢波	不常见	较 CAE 常见，放电也较 CAE 多
发作期脑电图		规则的 3 Hz（2.5～4 Hz）棘波、棘慢波广泛存在；21% 的患者在频率为 2.5 Hz 时出现失神，43% 的患者在频率为 4 Hz 时出现失神；在未经治疗的患者中，若过度通气超过 3 min 仍未出现广泛的棘波、棘慢波节律，可基本排除 CAE	规则的 3～5.5 Hz 棘波、棘慢波广泛存在；在未经治疗的患者中，若过度通气超过 3 min 仍未出现广泛的棘波、棘慢波节律，可基本排除 JAE
		不规则放电很少	不规则放电是 CAE 的 8 倍
过度通气诱发阳性率		87%	87%
光阵发性反应		少见	少见
		闪光刺激在 15%～21% 的患者中诱发出广泛性棘波、棘慢波，但不会导致癫痫的发作	闪光刺激在 25% 的患者中诱发出广泛性棘波、棘慢波，但不会导致癫痫的发作

CAE 预后较好，60% 的 CAE 患者在青春期早期得到缓解，其余可能会演变为其他的 IGE 综合征。JAE 对抗癫痫发作药物反应良好，一项长期随访研究显示 62% 的 JAE 患者得到缓解，但几乎所有患者在停药后复发，因此需要终身服药。尽管 JAE 患者的发作可以得到很好的控制，但合并多动症和学习困难的概率增加，且发生抑郁和焦虑的比例也增高。CAE 与 JAE 的患病率随着年龄的增长逐渐下降，成年起病者的临床表现与儿童、青少年起病者类似，脑电图的背景活动也正常，发作期和发作间期也可见到 3 Hz 左右高幅的棘慢波广泛出现，但是可以表现为两额占优势。

根据发作类型及癫痫综合征选择抗癫痫发作药物。丙戊酸钠对于 GTCS、失神发作和 JAE 都是一线用药。本例患者经丙戊酸钠治疗后脑电图上 3 Hz 棘慢波消失，但发现了一些局灶性放电，这与全面性癫痫的脑电图表现似乎是矛盾的，其实有研究发现这种现象并不少见。50 例成人伴失神发作患者的脑电图中,17 例(34%)发现了局灶性异常,异常部位主要在额颞叶(41%),少数仅限于额叶(29%)。另一项研究对 56 名 IGE 患者平均随访 16 年,每位患者平均检查 39 次脑电图,结果 32 名患者(57%)、65%的脑电图中发现了局灶性异常,但多次复查发现局灶性异常的部位不固定,通常随时间而消失。在排除了症状性及隐源性癫痫后,全面性癫痫的脑电图局灶性异常的可能原因为:① 合并存在,这是最简单的解释,因为正常成年人脑电图局灶异常率可达 0.9% ~ 4%。② 局灶皮层病变,如局灶皮层轻微的发育不良,和/或反复放电使低阈值皮层结构随时间发展建立了局灶、自我维持的皮层高兴奋性。长期随访发现脑电图局灶改变和临床发作的频率、严重性、持续时间、有无惊厥并不相关。这说明脑电图的全面与局灶不是对立的,可能是一个连续的演变过程。本例患者服用丙戊酸钠后效果并不理想,仍有 GTCS,结合脑电图,考虑是否同时存在局灶性因素,故联合应用了针对局灶性发作的慢钠通道阻滞剂拉考沙胺,临床效果非常显著,取得了 1 年多的"癫痫不再发作"。这反过来也证实了我们对患者存在全面合并局灶性癫痫的推断。患者初始治疗选择了较大剂量的快钠通道阻滞剂奥卡西平,反而发作增多,这说明对本病例起效的是慢钠通道阻滞机制,这两种作用机制的差别,以及完全相反的治疗效果的原因还需要进一步收集临床资料加以分析。

总　结

对于意识丧失不完全的失神发作,有时患者本人及家属都很难察觉到,因此容易被忽视和遗漏,而长时程视频脑电图的记录为癫痫发作类型的判断提供了依据。通过本病例,希望临床医生能重视长时程视频脑电图在癫痫诊断与治疗中的作用。

【参考文献】

[1] PANAYIOTOPOULOS C P, KOUTROUMANIDIS M, GIANNAKODIMOS S, et al. Idiopathic generalised epilepsy in adults manifested by phantom absences, generalised tonic-clonic seizures, and frequent absence status[J]. J Neurol Neurosurg Psychiatry,1997, 63(5): 622 – 627.

[2] 中华医学会神经病学分会,中华医学会神经病学分会脑电图与癫痫学组. 国际

抗癫痫联盟痫性发作新分类中国专家解读[J]. 中华神经科杂志,2019,52(11):977-980.

[3] UNTERBERGER I, TRINKA E, KAPLAN P W, et al. Generalized nonmotor (absence) seizures-What do absence, generalized, and nonmotor mean?[J]. Epilepsia,2018,59(3):523-529.

[4] VORDERWüLBECKE B J, WANDSCHNEIDER B, WEBER Y, et al. Genetic generalized epilepsies in adults-challenging assumptions and dogmas[J]. Nat Rev Neurol,2022,18(2):71-83.

[5] BAI X X, VESTAL M, BERMAN R, et al. Dynamic time course of typical childhood absence seizures: EEG, behavior, and functional magnetic resonance imaging[J]. J Neurosci,2010,30(17):5884-5893.

[6] TRINKA E, BAUMGARTNER S, UNTERBERGER I, et al. Long-term prognosis for childhood and juvenile absence epilepsy[J]. J Neurol,2004,251(10):1235-1241.

[7] GRUENBAUM B F, SANDHU M R S, BERTASI R A O, et al. Absence seizures and their relationship to depression and anxiety: evidence for bidirectionality[J]. Epilepsia,2021,62(5):1041-1056.

[8] HIRSCH E, FRENCH J, SCHEFFER I E, et al. ILAE definition of the idiopathic generalized epilepsy syndromes: position statement by the ILAE task force on nosology and definitions[J]. Epilepsia,2022,63(6):1475-1499.

[9] LOMBROSO C T. Consistent EEG focalities detected in subjects with primary generalized epilepsies monitored for two decades[J]. Epilepsia,1997,38(7):797-812.

（张琪林　戴永萍）

病例四

合并周围神经病的 Lambert-Eaton 综合征

Lambert-Eaton 综合征(Lambert-Eaton myasthenic syndrome,LEMS)是一种罕见的免疫介导的神经肌肉接头疾病,发病机制是由电压门控钙通道(voltage-gated calcium channel,VGCC)抗体介导的神经末梢突触前膜的乙酰胆碱(acetylcholine,ACh)释放减少和肌肉的无力。超过一半的患者可检测到小细胞肺癌(small cell lung carcinoma,SCLC),因此 LEMS 被认为是一种副肿瘤综合征,其余的患者可能与自身免疫性疾病相关。LEMS 典型的表现为易疲劳及波动性肌无力,以近端无力为主要表现,同时可见自主神经受累症状,查体可及腱反射减退或消失,部分患者运动后肌力及反射可改善。肌电图表现为静息时的复合肌肉动作电位(compound muscle action potential,CMAP)较低;低频刺激波幅递减;短暂运动或高频刺激后的波幅递增。血清学检查可检测到抗 VGCC 抗体。诊断明确后需要进一步行肿瘤筛查,尤其是针对 SCLC 方向的筛查。治疗可分为对症治疗、免疫抑制治疗及肿瘤原发病治疗。因此,早期识别和诊断对提高患者生活质量,减轻家庭负担尤为重要。患者电生理检查示感觉运动神经传导速度减慢,提示合并感觉运动脱髓鞘性周围神经病。现报道 1 例合并周围神经病的 LEMS 患者,以加深临床医生对该疾病的认识。

临床资料

一、一般资料

患者男性,70 岁,亚急性病程,因"行走不利 2 月余,加重 1 月"于 2023 年

4月7日至苏州大学附属第二医院门诊就诊。患者2月余前无明显诱因出现行走不利,自觉双下肢无力,无肢体麻木,无脚踩棉花感,无疼痛,症状随时间逐渐加重,左下肢为著,经治(具体药物不详)未有好转。近1个月患者行走明显困难,外院完善相关检查,后至我院门诊就诊,以"周围神经病"收住入院。病程中,患者神志清楚,精神一般,头晕,胸闷,食纳欠佳,每晚睡眠5 h,小便正常,便秘。患者有甲状腺功能亢进(简称甲亢)病史20年,平素有双上肢姿势性震颤表现,口服甲巯咪唑2.5 mg治疗,每日1次,近期复查甲状腺功能指标正常后服药不规律。有冠状动脉粥样硬化性心脏病病史5年,平时自服麝香保心丸、黛力新,未服用二级预防药物,近1个月时有胸闷不适,不适时服用黛力新可好转。有高血压病史2年,平时服用厄贝沙坦片150 mg,每日1次。有下肢静脉曲张病史数年。无疫区旅居史、疫水接触史,无工业及其他化学毒物接触史。已婚已育,三子均体健。否认家族遗传史。

查体:卧位血压111/77 mmHg,立位血压89/58 mmHg,心律齐。神志清楚,言语清晰,对答切题,定向、记忆、计算力正常,双侧鼻唇沟对称,伸舌居中,双上肢肌力5级,右下肢肌力5^-级,左下肢近端肌力4级,远端肌力5^-级,双手指及脚趾针刺觉稍减退,双踝振动觉稍减退,双上肢腱反射正常,双下肢腱反射减退,双侧指鼻试验阴性,右侧跟膝胫试验阴性,左侧跟膝胫试验稍欠稳准,双侧Babinski征阴性,双侧霍夫曼(Hoffmann)征阴性,闭目难立征阳性,双上肢姿势性震颤。

二、辅助检查

完善血常规、肝肾功能、电解质、叶酸、维生素B_{12}、抗心磷脂三项、心梗定量、ANCA、血清游离轻链、免疫固定电泳、凝血全套、尿β_2微球蛋白、尿蛋白电泳、男性肿瘤全套、慢性炎症性脱髓鞘性多发性神经病(chronic inflammatory demyelinating polyneuropathy,CIDP)抗体、糖化血红蛋白、脑脊液常规、脑脊液生化均未见明显异常。甲状腺素(T_4)158.23 nmol/L(↑)(正常值70.01~152.51 nmol/L),游离甲状腺素(FT_4)16.89 pmol/L(↑)(正常值7.59~16.89 pmol/L),促甲状腺激素(thyroid stimulating hormone,TSH)0.356 mIU/L(↓)(正常值0.560~5.910 mIU/L),铁蛋白(Fer)407 ng/mL(↑)(正常值30~400 ng/mL),抗核抗体阳性,颗粒型1:320。血清副肿瘤抗体示抗VGCC抗体阳性,抗SOX-1抗体阳性。

外院肌电图示双下肢运动、感觉均受累。肝胆胰脾彩超未见异常。心脏彩超示左心房内径稍增大,左心室舒张延缓,主动脉瓣硬化伴轻微关闭不全。射血分数(ejection fraction,EF)为60%。胸部CT示两肺微小实性结节,两肺散在少许索条影。动态心电图示窦性心律,房性早搏,偶见成对,短阵房性心动过速,完全性右束支传导阻滞。肌电图上下肢运动神经传导速度检查示双腓总神经末端潜伏期延长,CMAP波幅降低,右胫神经CMAP波幅较对侧降低,左正中神经、尺神经CMAP波幅降低;上下肢所检神经传导速度轻度减慢。肌电图上下肢感觉神经传导速度检查示双侧腓肠神经传导速度减慢。双胫神经F波潜伏期延长,左正中神经F波出现率50%(表4-1、表4-2)。针肌电图示各肌未见异常自发电位及募集相。诊断为上下肢多发性周围神经损伤(存在近端脱髓鞘可能)。完善重复神经电刺激,可见低频重复神经电刺激时,所检肌肉出现波幅递减现象。高频重复神经电刺激示右侧小指展肌可见波幅递增(图4-1)。

表4-1 患者运动神经传导速度检查结果

检查部位		潜伏期/ms	振幅/mV	传导速度/(m·s^{-1})	F波潜伏期/ms
尺神经(左)	腕-ADM	2.56	4.0	—	—
	肘下-腕	7.9	3.5	47.8	—
正中神经(左)	腕-APB	3.37	2.1	—	27.8
	肘-腕	7.98	1.57	48.8	—
胫神经(左)	踝-AH	4.82	6.3	—	65.2
	腘窝-踝	15.6	3.7	38.0	—
胫神经(右)	踝-AH	4.82	3.4	—	70.8
	腘窝-踝	16.1	2.1	35.5	—
腓总神经(左)	踝-EDB	6.53	1.66	—	—
	膝下-踝	15.8	1.51	36.1	—
腓总神经(右)	踝-EDB	5.31	1.83	—	—
	膝下-踝	14.1	1.19	37.0	—

表4-2 患者感觉神经传导速度检查结果

检查部位		潜伏期/ms	波幅/μV	距离/mm	传导速度/(m·s^{-1})
腓肠神经(左)	小腿中-外踝	2.86	3.7	90	31.5
腓肠神经(右)	小腿中-外踝	3.44	2.4	110	32.0

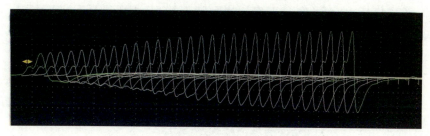

图 4-1 患者高频重复神经电刺激结果

三、诊断与鉴别诊断

患者亚急性病程,病情逐渐进展,电生理检查提示广泛的 CMAP 波幅降低,上下肢运动、感觉神经传导速度减慢。低频重复神经电刺激时,所检肌肉可见波幅递减现象。高频重复神经电刺激时,右侧小指展肌可见波幅递增。抗 VGCC 抗体阳性,抗 SOX-1 抗体阳性。诊断为肿瘤性 LEMS 合并周围神经病。

该患者表现为双下肢无力(近端明显),感觉障碍较轻,双下肢腱反射减退,自主神经功能障碍。根据该患者疾病特点,需要行周围神经病病因鉴别。① SOX-1 抗体阳性副肿瘤性周围神经病:病变以双下肢迟缓性瘫痪为多见,感觉功能受累较轻,脑神经及上肢运动功能受累少见。肌电图表现为四肢运动、感觉传导异常,F 波及 H 反射异常,可见传导阻滞及波形离散,提示多发周围神经及神经根损伤,脱髓鞘为主。该患者首先考虑。② CIDP(运动为主型):患者病程约 8 周,双下肢无力起病、感觉障碍轻、电生理检查提示周围神经损害(近端脱髓鞘),双下肢腱反射减退。虽然患者脑脊液未见蛋白细胞分离,但不能排除 CIDP(运动为主型)。③ 甲亢性周围神经病:甲亢伴发的周围神经病多发生于甲亢控制不佳的中年男性患者,以双下肢迟缓性瘫痪为主,感觉受累较轻,多以轴索损害为主,伴有节段性脱髓鞘。该患者有甲亢病史 20 年,近期复查甲状腺功能指标正常后服药不规律,入院后复查指标提示甲亢。患者电生理检查提示感觉运动脱髓鞘性周围神经病,虽然甲状腺功能未达标时间短,但亦不能排除合并甲亢性周围神经病。

四、治疗

患者住院后予丙种球蛋白 30 g×5 天静滴,溴吡斯的明 60 mg(每日 3 次)

口服,泼尼松片 60 mg(每日 1 次),甲巯咪唑片 10 mg(每日 1 次)控制甲亢,以及对症支持治疗。

五、治疗结果、随访及转归

患者住院期间肢体无力未见明显好转。1 年后随访,患者于当地医院查胸部 CT 提示结节样病灶,完善病理活检提示 SCLC。

讨 论

LEMS 是一种副肿瘤或原发性自身免疫性神经肌肉接头功能障碍疾病。最早在 1957 年,兰伯特和伊顿描述了其电生理表现,确定为 LEMS。其年发病率为 0.6%,患病率为 2.8%。肿瘤性 LEMS 发病的中位年龄约为 60 岁,男性占 59%~70%。近端肌无力、自主神经特征和反射障碍是其典型的表现。LEMS 的主要临床表现为下肢近端肌无力,逐渐向上肢近端、四肢远端及头颅发展,出现上睑下垂、复视、吞咽困难和构音障碍,伴有阳痿、便秘、口干、眼干、视力模糊、排尿困难、尿失禁、直立性低血压等自主神经症状。查体可见腱反射通常减退或消失,而运动后可见易化现象。本例患者为男性,起病年龄为 70 岁,临床表现为进行性双下肢近端无力,但反复主诉头晕、便秘、胸闷,服用黛力新可好转。患者情绪紧张,起初忽略了自主神经系统症状,而单纯考虑周围神经病合并焦虑、抑郁状态收住入院。后经详细的神经系统检查发现,患者存在直立性低血压,双下肢腱反射减退,才考虑为典型的 LEMS 临床特点及查体表现。

在生理条件下,突触前膜的去极化导致突触前膜上 VGCC 打开,钙离子流入神经末梢,导致囊泡内乙酰胆碱释放到突触间隙,与肌纤维运动终板上的乙酰胆碱受体结合,使细胞膜钠/钾通道开放,钠离子内流,钾离子外流,诱导终板去极化,从而产生动作电位,导致肌肉收缩。LEMS 的潜在机制是由抗 VGCC 抗体介导的乙酰胆碱释放减少,最终表现为肌肉无力。LEMS 不仅影响肌肉功能,还可能通过自身抗体与 n 型 VGCC 影响自主神经系统。在所有的 LEMS 病例中,50%~60% 的 LEMS 患者合并肿瘤,被称为肿瘤性 LEMS(T-LEMS),与 SCLC 密切相关,可在确诊肿瘤前数月或数年出现。SCLC 细胞上存在功能性 P/Q 型 VGCC,诱导致病性抗 VGCC 抗体产生,与突触前神经末梢上的 VGCC 发生交叉反应。但 30% 的 LEMS 患者筛查不出恶性肿瘤,可能存在自身免疫性疾病,如结缔组织病、红斑狼疮、风湿性关节炎、炎性肠病等。SOX-1 抗体是一种胶质细胞核抗体,经常在 SCLC 患者中发现,抗 SOX-1 抗体作为一种血清学肿瘤标志物,是 SCLC 的独立预测因子,LEMS 是抗 SOX-1 抗体患者最常见的临床症状。该患者在血清学检查中发现具有临床意义的 VGCC 抗体,同时筛查副肿瘤指标提示 SOX-1 抗体阳性,1 年后患者确诊为 SCLC,因此考虑为肿瘤性 LEMS。

LEMS 的诊断除了基于临床表现、查体,还需要有特征性的肌电图表现和血清学检查结果。肌电图表现为 CMAP 波幅明显减小,低频重复神经电刺激异常递减,高频重复神经电刺激异常递增,最大随意收缩后 CMAP 波幅明显增高。而 LEMS 一般感觉神经的潜伏期、波幅和传导速度,以及运动神经的传导速度都是正常的。该患者肌电图提示上下肢运动、感觉神经传导速度减慢,因此考虑合并感觉运动脱髓鞘性周围神经病。查阅相关文献,LEMS 亦可合并周围神经病,其中我国一项对 45 例 LEMS 患者临床及电生理的回顾分析发现,9 例患者合并周围神经单神经病或周围神经病,1 例患者合并下肢袜套样针刺觉减退和踝关节音叉觉消失。周围神经病可和 LEMS 重叠存在,可能和副肿瘤或免疫机制有关。另一项研究发现,4 例癌性肌无力患者中,2 例患者同时出现多发周围神经损害,以感觉神经纤维轴索损害为主。同时,SOX-1 可和吉兰-巴雷综合征共存。从一元论角度考虑,我们首先认为该患者合并 SOX-1 抗体阳性副肿瘤周围神经病。90% 的患者存在抗 VGCC 抗体,抗 VGCC 抗体滴度越高的 LEMS 患者临床表型越丰富,且与复发存在关联,但不能预测肿瘤。

一旦诊断为 LEMS,应立即进行严格的肿瘤筛查和监测。通过有效的筛查,96% 的 SCLC 病例在 LEMS 诊断后的 1 年内被确诊。建议进行 CT 扫描、PET 检查,根据情况每 3~6 个月进行 1 次,至少为期 2 年。在没有恶性肿瘤的情况下,LEMS 患者很可能会有潜在的自身免疫性疾病,应进行自身免疫性疾病筛查。该患者住院行胸部 CT 检查,未发现肿瘤病灶,沟通后考虑经济状况,拒绝进一步完善 PET-CT。持续追踪随访患者情况,在诊断明确后的 1 年,患者因咯血再次于当地医院就诊,胸部 CT 提示肺门肿块,完善病理明确提示为 SCLC。

LEMS的治疗包括对症治疗、免疫抑制疗法及肿瘤原发病治疗。对症治疗通常包括一些通过影响乙酰胆碱释放和降解来改善神经递质传递的药物,如钾离子通道阻断剂3,4-二氨基吡啶,钙离子通道激动剂及胆碱酯酶抑制剂溴吡斯的明等。免疫抑制疗法包括静脉注射免疫球蛋白(intravenous immunoglobulin,IVIg)、血浆交换疗法等。但如果发现了肿瘤,则应优先进行肿瘤原发病治疗。该患者住院期间予胆碱酯酶抑制剂溴吡斯的明对症治疗,IVIg、泼尼松片免疫抑制治疗,未见明显改善,后续胸部CT明确存在肿瘤后,行肿瘤原发病治疗,患者配合度不佳,亦改善不明显,整体呈现进行性加重病程。

总　结

临床中应着重提高对LEMS的认识。对于亚急性病程、下肢无力起病、伴有自主神经系统症状、肌电图提示广泛的CMAP波幅降低的患者,需要警惕LEMS,同时进一步完善重复神经电刺激及抗体检测。需要考虑追踪随访患者肿瘤情况,如发现肿瘤,需要积极治疗肿瘤;如未见肿瘤,需要予免疫抑制治疗,定期随访评估,以提高患者生活质量,延长患者寿命。

【参考文献】

[1] EATON L M, LAMBERT E H. Electromyography and electric stimulation of nerves in diseases of motor unit; observations on myasthenic syndrome associated with malignant tumors[J]. J Am Med Assoc,1957,163(13):1117-1124.

[2] IVANOVSKI T, MIRALLES F. Lambert-Eaton myasthenic syndrome: early diagnosis is key[J]. Degener Neurol Neuromuscul Dis,2019,9:27-37.

[3] TITULAER M J, WIRTZ P W, KUKS J B, et al. The Lambert-Eaton myasthenic syndrome 1988-2008: a clinical picture in 97 patients[J]. J Neuroimmunol,2008,201-202:153-158.

[4] TITULAER M J, LANG B, VERSCHUUREN J J. Lambert-Eaton myasthenic syndrome: from clinical characteristics to therapeutic strategies[J]. Lancet Neurol,2011,10(12):1098-1107.

[5] 方志荣,陆金鑫,刘丽丽,等. Lambert-Eaton综合征232例国内文献复习[J]. 海南医学,2016,27(3):457-459.

[6] WATERMAN S A, LANG B, NEWSOM-DAVIS J. Effect of Lambert-Eaton myasthenic syndrome antibodies on autonomic neurons in the mouse[J]. Ann Neurol,1997,42(2):147-156.

[7] HONNORAT J, ANTOINE J C. Paraneoplastic neurological syndromes[J]. Orphanet J Rare Dis,2007,2:22.

[8] 张冬,李伟,焉传祝,等.肿瘤性与非肿瘤性Lambert-Eaton肌无力综合征的鉴别诊断[J].临床神经病学杂志,2015,28(5):390-392.

[9] 高枚春,张瑛,管阳太.非肿瘤相关Lambert-Eaton肌无力综合征1例报告并文献复习[J].神经病学与神经康复学杂志,2023,19(2):66-72.

[10] 冯新红,武剑.Lambert-Eaton综合征的电生理诊断研究进展[J].中华医学杂志,2020,100(17):1354-1356.

[11] 管宇宙,崔丽英,张俊保,等.Lambert-Eaton肌无力综合征45例临床及电生理回顾性分析[J].中华神经科杂志,2010,43(5):331-334.

[12] 刘素芝,马建国.癌性Lambert-Eaton肌无力综合征四例临床及电生理研究[J].中国神经免疫学和神经病学杂志,1998,5(4):229-232.

[13] CONIGLIO S, TURCHI G, GIOVANNINI G, et al. Expanding the spectrum of SOX1-antibodies in neuropathy: the coexistence of anti-SOX1 and Guillain-Barré syndrome-a case report[J]. Neurol Sci,2022,43(6):3979-3982.

[14] 谭颖,朱立,吴双,等.P/Q型电压门控钙离子通道抗体阳性的Lambert-Eaton肌无力综合征临床特征分析[J].中华医学杂志,2021,101(33):2617-2620.

[15] Titulaer M J, Wirtz P W, Willems L N, et al. Screening for small-cell lung cancer: a follow-up study of patients with Lambert-Eaton myasthenic syndrome[J]. J Clin Oncol,2008,26(26):4276-4281.

[16] SCHOSER B, EYMARD B, DATT J, et al. Lambert-Eaton myasthenic syndrome (LEMS): a rare autoimmune presynaptic disorder often associated with cancer[J]. J Neurol,2017,264(9):1854-1863.

[17] 刘世鹏,冯文化.Lambert-Eaton肌无力综合征及其药物治疗的研究进展[J].中国新药杂志,2017,26(11):1279-1283.

(曹钰兰　庄圣　陈静)

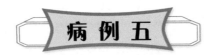

病例五

颈动脉支架置入术后急性神经功能障碍

颈动脉支架置入术(carotid artery stenting, CAS)后出现新发的脑功能缺损症状是临床中不可忽视的话题,出现这一情况可能的原因包括缺血性梗死、脑高灌注综合征/出血和造影剂脑病。及时作出鉴别诊断并处理对于患者预后至关重要。现报道1例CAS后急性神经功能障碍患者,以期提高临床医生对本病的认识。

一、一般资料

患者男性,74岁,因"发现脑动脉狭窄3月余"于2023年2月8日至苏州大学附属第二医院神经内科门诊就诊。患者入院前3月余因左侧肢体无力伴行走不稳至外院住院治疗,完善头颅MRI提示右侧额叶、基底节区新发梗死灶,CTA提示左侧颈内动脉C1段重度狭窄,右侧颈内动脉闭塞。出院后予阿司匹林100 mg抗血小板聚集、阿托伐他汀20 mg(每晚1次)稳定斑块治疗。为进一步评估脑血管情况,至我院就诊。既往有高血压病史10余年,口服药物治疗,血压控制可。否认糖尿病、心脏疾病及脑卒中病史,否认吸烟、饮酒史。家族史无特殊。

查体:神志清楚,双瞳等大正圆,眼球各方向运动可,双侧鼻唇沟对称,伸舌居中,左侧肢体肌力5⁻级,余肢体肌力5级,四肢反射存在,双侧Babinski征阴性。心肺听诊无特殊。

二、辅助检查

患者入院后完善相关检查,血常规、凝血全套、心梗定量、肿瘤标志物、输血前检查、甲状腺功能三项、同型半胱氨酸未见异常。低密度脂蛋白

1.18 mmol/L。粪常规隐血阳性。常规心电图示窦性心律,心脏超声未见明显异常。2023年2月10日行颅脑CTA+CTP(图5-1)示右侧颈内动脉闭塞,右侧颈内动脉供血区低灌注;左侧颈内动脉起始段重度狭窄。

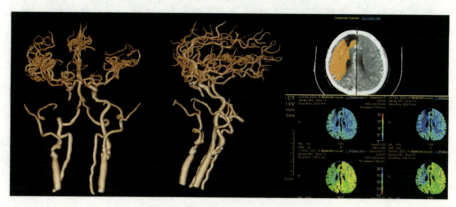

图5-1 患者颅脑CTA+CTP结果

三、诊断

患者诊断考虑缺血性脑卒中,TOSAT分型为大动脉粥样硬化型,OSCP分型考虑为部分前循环型。病变血管经DSA检查见左侧颈内动脉重度狭窄、右侧颈内动脉闭塞,诊断明确,故于2023年2月13日行脑动脉造影及左侧颈内动脉支架置入术。

四、治疗过程及病情演变

患者入院后予阿司匹林100 mg(每日1次)与氯吡格雷75 mg(每日1次)双联抗血小板聚集治疗,同时予阿托伐他汀40 mg(每晚1次)调脂稳定斑块,予尤瑞克林、丁苯酞改善循环,雷贝拉唑10 mg(每日1次)护胃等治疗。2023年2月11日,患者住院期间饮食后出现腹泻症状;2023年2月12日腹泻次数增多,予蒙脱石散治疗;2023年2月13日患者腹泻症状仍未好转,加用盐酸小檗碱、整肠生治疗。于2023年2月13日行脑动脉造影,术中见右侧颈内动脉慢性闭塞,后于左侧颈内动脉行支架置入术(图5-2)。

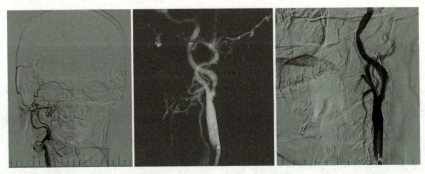

图 5-2　患者全脑血管 DSA

术后第一天(2023 年 2 月 14 日)患者无不适感,神经系统查体同前。当日药物基因检测结果示患者存在氯吡格雷抵抗,遂改氯吡格雷为西洛他唑片 50 mg(每日 2 次)口服。2023 年 2 月 15 日上午 7 时 50 分,患者如厕后突发言语不能,双眼左向凝视,右侧肢体肌力 0 级,美国国立卫生研究院脑卒中量表(National Institute of Health Stroke Scale,NIHSS)评分为 26 分,指脉氧监测示 89%。立即予复方氯化钠 500 mL 静滴扩容,鼻导管吸氧。复查头颅 CTA + CTP 提示左侧颈内动脉支架内闭塞(图 5-3)。与家属沟通后急诊上台,予以左侧颈内动脉 C1 远端释放 Spider 5 mm 保护伞,连接负压抽吸后采用球囊辅助技术通过中间导管抽吸去除血栓,造影示血流恢复(图 5-4)。术后即刻查体:NIHSS 评分为 6 分,患者神志清楚,可自发言语,右上肢肌力 4 级,右下肢肌力 3 级。复查头颅 CT 无出血,予替罗非班 6 mL/h 静脉滴注 48 h 后桥接阿司匹林 100 mg(每日 1 次)、西洛他唑 100 mg(每日 2 次)口服治疗。2 月 20 日患者突发房颤,2 月 21 日患者 24 h 动态心电图示阵发性房颤,遂调整药物为利伐沙班 10 mg(每日 1 次)联合西洛他唑片 100 mg(每日 2 次)口服治疗。

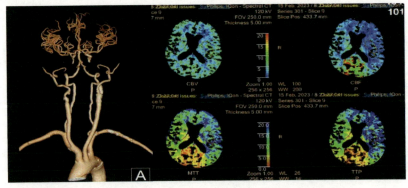

图 5-3　患者突发神经功能障碍后复查 CTA + CTP 结果

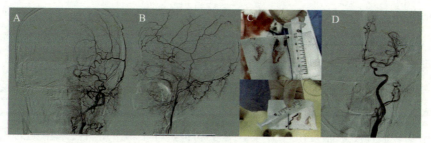

A、B：术前、术后造影；C：抽吸出的保护伞内的血栓；D：急诊处理后造影。

图 5-4　支架内闭塞急诊处理过程

五、治疗结果、随访及转归

患者出院查体 NIHSS 评分为 2 分，神志清楚，言语稍欠清，双侧肢体肌力 5⁻级，继续予西洛他唑 100 mg（每日 2 次）、利伐沙班 10 mg（每日 1 次）口服治疗。3 个月后随访，改良 Rankin 量表（modified Rankin scale，mRS）评分为 1 分，复查 DSA 提示支架内血管通畅。

讨　论

CAS 作为中到重度颈动脉狭窄患者的治疗方式之一，越来越受到人们的重视；颈动脉支架内血栓形成是 CAS 的少见并发症，发病率为 0.5%～0.8%。有学者将颈动脉支架内血栓形成分为早期（≤30 天）、晚期（>30 天）及极晚期（>12 个月）3 种情况，而早期支架内血栓形成又可分为急性支架内血栓形成（<24 h）和亚急性支架内血栓形成（1～30 天）。大多数颈动脉支架内血栓形成除了与手术相关（保护伞装置堵塞、2 个重叠的支架、支架扩张后的颈动脉夹层、球囊破裂、支架贴壁不良等），还与抗血小板治疗不充分或术后停止抗血小板治疗、高凝状态、心源性栓子等有关。

针对该患者血栓形成的原因，基因检测结果发现患者存在氯吡格雷抵抗，可能存在抗血小板不充分的情况。此外，该患者围手术期多次腹泻，既往研究显示腹泻及脱水状态下细胞外氯化钠的增加可以刺激血管内皮细胞产生血管性血友病因子（von Willebrand factor，vWF），而 vWF 被认为是在脱水过程中增加并促进血液凝结的一个因素；脱水还可引起血液浓缩，导致凝血级联反应中的因子水平升高，如纤维蛋白原和血小板，使患者处于高凝状态，导致血栓形成。除此之外，腹泻脱水引起的血容量减少、站立位均可引起低灌注。综上，该患者同时存在脱水和氯吡格雷抵抗两个危险因素，支架置入术后血栓形成可能是两者共同作用导致。

颈动脉支架内血栓形成的治疗方法包括抗血小板、抗凝、溶栓、内膜及支架剥脱术、机械取栓、抽吸治疗。针对其治疗缺乏经验，应根据病因、时间、神经功能缺损程度来制订治疗方案。对于病情严重恶化的患者，采用更为积极的治疗迅速进行血运重建可能是合理的。对于无症状或轻度神经功能缺损的患者，治疗方式仍不明确。该患者症状突然发生，考虑大血管闭塞，需要快速启动再灌注治疗，以挽救半暗带和减少缺血、再灌注损伤。该病例可为急诊治疗血管内类似并发症提供参考。

血栓形成导致的脑缺血梗死为CAS后急性神经功能障碍的常见原因之一，其他原因还包括脑高灌注综合征/出血和造影剂脑病。及时作出鉴别诊断并处理至关重要。造影剂脑病很少见，神经系统症状差异很大，通常发生在使用碘造影剂后数分钟至数小时内，包括视力障碍、局灶性运动和感觉缺陷、脑病、癫痫发作、失语等，这些和各种其他疾病容易混淆。造影剂脑病的潜在机制可能是血脑屏障的破坏，造影剂渗入中枢神经系统中，造成神经元毒性，并引发脑水肿。造影剂的高渗透性被认为会引起脑部微血管的内皮细胞收缩，内皮细胞间的紧密连接被打开，血脑屏障受损。此外，造影剂也具有致痫潜力，可导致癫痫发作。长期高血压可损害脑自动调节而导致血脑屏障不完整，是潜在危险因素。除了造影剂直接接触脑组织外，有人还提出了通过受体激活增加神经元兴奋性，以及造影剂高脂溶性的神经元损伤机制。因枕叶皮质血脑屏障相对较高的通透性，皮质盲是造影剂脑病的最常见表现。

造影剂脑病头部CT平扫可见皮质和皮质下增强及脑水肿。值得注意的是，同侧的皮层肿胀也比较常见(图5-5)，可能与造影剂神经毒性、剂量、血脑屏障破坏等多种因素有关。造影剂脑病和高灌注综合征的CT表现有时较难区别，都可表现为皮层肿胀，但是高灌注综合征的CTP影像为灌注增高，而造影剂脑病可因皮层的肿胀导致微循环灌注不足而在CTP上呈现低灌注表现，即高灌注综合征的本质是血流灌注增加导致的皮层肿胀，而造影剂脑病是造影剂神经毒性等因素导致皮层肿胀后压迫微循环导致的灌注不足。在临床过程上二者也存在区别，造影剂脑病多表现为兴奋—淡漠、昏迷—苏醒的过程，预后多较好；而高灌注综合征预后较差，甚至出血转化体积较大时，患者可能由于脑疝而快速死亡。

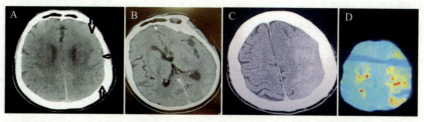

A：左侧颈动脉 C1 段夹层动脉瘤，予以颈动脉支架辅助下动脉瘤栓塞术，术后 1.5 h 出现精神行为异常、烦躁、胡言乱语，复查 CT 未见出血、可见左侧沟回变浅；术后第二天患者昏迷，第三天神志嗜睡，第五天神志清楚、恢复如初。B：左侧颈内动脉交通段动脉瘤，术后麻醉不能苏醒，昏睡，右侧肢体肌力 0 级，复查 CT 提示同侧皮层肿胀、沟回消失，次日出现失语、癫痫等皮层脑病症状，第三天神志逐步转清，最后正常出院。C、D：左侧颈内动脉慢性闭塞再通术后出现造影剂脑病的患者图像，CT 表现为同侧皮层肿胀（C），CTP 表现为低灌注（D）。

图 5-5　表现为同侧皮层肿胀的造影剂脑病

总　结

CAS 后出现急性神经功能障碍可总结为三个"C"，即脑梗死（cerebral infarction）、脑高灌注综合征（cerebral hyperperfusion syndrome）和造影剂脑病（contrast induced encephalopathy）。其中，脑梗死多表现为偏瘫失语，脑高灌注综合征则多以头痛、呕吐为首发表现，造影剂脑病多呈现出皮层样脑病症状。当临床遇到 CAS 后急性神经功能缺损的患者时，以上三者的病因鉴别至关重要，及时的处理对患者的围手术期安全和良好预后十分关键。

【参考文献】

[1] WANG H S, XU L D, QIN Y, et al. Revascularization of acute stent thrombosis caused by diarrhea after carotid artery stenting in an intermediate clopidogrel metabolizer[J]. BMC Neurol,2023,23(1):260.

[2] 王翩,王琰,李虹庆. 颈动脉支架置入术后支架内血栓形成研究进展[J]. 中国卒中杂志,2019,14(6):625－629.

[3] 郭志良,陈昕,俞书红,等. 氯吡格雷抵抗导致颈动脉支架内急性血栓形成的诊治

［J］. 医学研究生学报,2015(11):1196-1198.

　　［4］ KIM Y W, KANG D H, HWANG J H, et al. Rescue strategy for acute carotid stent thrombosis during carotid stenting with distal filter protection using forced arterial suction thrombectomy with a reperfusion catheter of the Penumbra System: a technical note［J］. Acta Neurochir (Wien),2013,155(8):1583-1588.

　　［5］ MUNICH S, MOFTAKHAR R, LOPES D. Recanalization of acute carotid stent occlusion using Penumbra 4Max aspiration catheter: technical report and review of rescue strategies for acute carotid stent occlusion［J］. J Neurointerv Surg,2014,6(8):e42.

　　［6］ MOULAKAKIS K G, LAZARIS A M. Emergent carotid stent removal after carotid stent thrombosis［J］. Ann Vasc Surg,2018,46:401-406.

　　［7］ ANDREWS N P, GRALNICK H R, MERRYMAN P, et al. Mechanisms underlying the morning increase in platelet aggregation: a flow cytometry study［J］. J Am Coll Cardiol,1996,28(7):1789-1795.

　　［8］ DMITRIEVA N I, BURG M B. Secretion of von Willebrand factor by endothelial cells links sodium to hypercoagulability and thrombosis［J］. Proc Natl Acad Sci USA,2014,111(17):6485-6490.

　　［9］ SETACCI C, DE DONATO G, SETACCI F, et al. Surgical management of acute carotid thrombosis after carotid stenting: a report of three cases［J］. J Vasc Surg,2005,42(5):993-996.

　　［10］ MASUO O, TERADA T, MATSUDA Y, et al. Successful recanalization by in-stent percutaneous transluminal angioplasty with distal protection for acute carotid stent thrombosis［J］. Neurol Med Chir(Tokyo), 2006, 46(10): 495-499.

　　［11］ 高慧芳. 造影剂脑病的研究进展［J］. 中国临床神经外科杂志,2021,26(12):964-966,969.

　　［12］ 李洁,叶靖,张洪英. 应用宝石能谱 CT 诊断颈动脉支架后高灌注综合征 1 例［J］. 介入放射学杂志,2018,27(8):729-731.

　　［13］ HARADA Y, KAIRAMKONDA S R, ILYAS U, et al. Contrast-induced encephalopathy following coronary angiography: a rare stroke mimic［J］. Neurology,2020,94(23):e2491-e2494.

（郭志良　王怀舜　侯杰　徐加平　黄志超　尤寿江　肖国栋）

/ **病例六** 以语言功能障碍为突出表现的非典型阿尔茨海默病 /

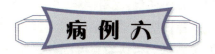

以语言功能障碍为突出表现的非典型阿尔茨海默病

Logopenic 变异型原发性进行性失语（logopenic variant primary progressive aphasia，lvPPA）临床较为少见，主要特点为进展性词汇提取及复述障碍，相对保留语法、语音和运动语言功能。病理改变多为脑内 β 淀粉样蛋白（β-amyloid，Aβ）沉积及优势半球颞叶和顶叶皮质萎缩，因此 lvPPA 通常被认为是阿尔茨海默病（Alzheimer's disease，AD）的一种非典型临床表现，容易被误诊或漏诊。现报道 1 例以非流利型口语障碍为突出表现的非典型 lvPPA 型 AD 患者，以期提高临床医生对本病的认识。

一、一般资料

患者女性，66 岁，大专学历，因"言语不畅伴记忆力下降、少趣 7 年"于 2022 年 11 月 2 日就诊于苏州大学附属第二医院神经内科。患者自 2015 年开始出现兴趣减退，易疲乏，多梦，自觉反应变慢，有时记不住刚刚说的话，说话也不如以前流畅。2018 年外院测汉密尔顿焦虑量表（Hamailton Anxiety Scale，HAMA）7 分，汉密尔顿抑郁量表（Hamailton Depression Scale，HAMD）15 分，诊断抑郁状态，先后予米氮平 7.5 mg（每晚 1 次）、舍曲林 50 mg（每晨 1 次）、文拉法辛 150 mg（每晨 1 次）治疗后睡眠好转，但仍兴致低，语速慢，有时停顿，话在嘴边说不出，易找不到物品。2019 年 5 月，患者至我院记忆门诊测 MMSE 26 分，MoCA 14 分，HAMA 8 分，HAMD 13 分，诊断为认知障碍，予多奈哌齐 5 mg（每晚 1 次）、草酸艾司西酞普兰 10 mg（每日 1 次）治疗，定期随访发现抑郁状态改善，但反应迟钝，语言表达未见好转。2020 年因新冠疫情不能定期就诊，性格变胆小害怕，想说却说不出时情绪变得焦虑，说话停顿更频繁、时间更长，经常前说后忘，白天嗜睡。2022 年 9 月至我院再次测 MMSE 20 分，

MoCA 11 分，HAMA 12 分，HAMD 6 分，患者少言寡语，表达和书写困难，不会算账，穿衣失用，体重增加，洗澡、如厕正常。2022 年 11 月至我院随访，建议进一步完善检查。因症状改善不明显，患者 2023 年 1 月至上海华山医院住院治疗。个人史：2015 年前患者长期与丈夫聚少离多，较孤独，情绪低落、兴趣减退、紧张害怕。既往史：无特殊。否认家族遗传病史。

查体：神志清楚，颈软，双瞳直径 2.5 mm，对光反射灵敏。情绪低落，易紧张，接触被动，数问无一答，思维反应迟钝。存在明显语言功能障碍，表现为言语不流畅、语速慢、语量少、语法简单、找词困难、复述障碍、命名性失语，但词语理解能力尚可。远近记忆力、定向力、计算能力、抽象能力差；书写不能。无冲动、伤人等脱抑制行为。自知力部分存在。四肢腱反射阳性，四肢肌力 5 级，双侧深、浅感觉对称，共济运动正常，双侧 Babinski 征阴性。

二、辅助检查

2019 年 5 月，患者完善血常规、尿常规、粪常规、甲状腺功能、肿瘤指标、输血前检查、叶酸、维生素 B_{12}、肝肾功能、血脂、心肌酶谱、同型半胱氨酸检查正常。心电图和脑电图正常。2021 年 2 月查 MRI 提示脑白质少许小缺血灶，脑萎缩；左椎动脉颅内段未见显示；右侧大脑前动脉 A1 段未显影，由对侧大脑前动脉 A1 段供血。内侧颞叶萎缩视觉评定量表评分为 1 分。2022 年 11 月完善 AD 血液标志物检测（表 6-1），载脂蛋白 E（apolipoprotein E，ApoE）基因检测为 ε3/ε3（荧光 PCR-酶切法）。MMSE 14 分，MoCA 8 分。2023 年 1 月（华山医院）完善抗心磷脂抗体为 20.3 RU/mL（↑），类风湿因子为 40.49 IU/mL（↑）。血常规、尿常规、粪常规、生化、血脂、血氨、肿瘤指标、输血前检查、自身免疫、甲状腺激素、心肌酶谱、甲状旁腺激素、铜蓝蛋白、心超，以及颈部、腹部、泌尿系、双下肢彩超未见明显异常。胸部 CT 示右肺中叶、两肺下叶轻度间质病变，两上肺胸膜增厚。头颅 MRI（2023 年 2 月 1 日）示两侧额顶叶小缺血灶；轻度脑萎缩；双侧 MTA 2 分（图 6-1）。2023 年 2 月完善神经心理学评估，结果见表 6-2。FDG-PET（^{18}F-FDG/8.2 mCi）示大脑皮质内及皮质下放射性分布欠均匀，大脑皮质放射性摄取弥漫性减低，右侧为著，双侧顶叶、颞叶明显，双侧基底节、丘脑、双侧小脑放射性摄取相对保留（图 6-2）。Aβ-PET（^{18}F-AV45）示双侧额叶（SUV = 1.31）、顶叶（SUV = 1.26）、颞叶（SUV = 1.39）、后扣带回（SUV = 1.28）皮质 Aβ 异常沉淀（图 6-3）。

病例六 以语言功能障碍为突出表现的非典型阿尔茨海默病

表 6-1 AD 血液标志物检测(5 项)

检测方法	结果	参考区间
单分子免疫分析	Aβ1-42:8.21 pg/mL	4.70~11.40 pg/mL(<65 岁) 6.40~23.50 pg/mL(65~80 岁) 9.20~30.00 pg/mL(>80 岁)
	Aβ1-40:212.11 pg/mL	—
	Aβ1-42/Aβ1-40:0.04	>0.07(正常) 0.05~0.07(灰区) <0.05(异常)
	磷酸化 Tau 蛋白(181):5.67 pg/mL	≤5.10 pg/mL(正常范围) >5.10 pg/mL(提示神经纤维缠结)
	总 Tau 蛋白:6.97 pg/mL	0.00~4.10 pg/mL(<65 岁) 0.40~6.00 pg/mL(65~80 岁) 1.00~7.80 pg/mL(>80 岁)

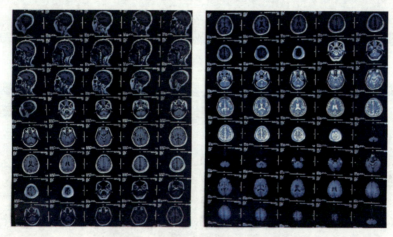

图 6-1 患者头颅 MRI 检查结果

表 6-2 神经心理学量表评估结果

	评估内容	结果
认知功能评估	MMSE/MOCA	7/5
	Boston 命名测验	9
	临床痴呆评定量表(CDR)	2
	主观认知衰退量表(SCDS)	C
	听觉词语学习测验-长时间回忆、逻辑记忆测验-长时间回忆、自由及线索回忆、复杂图形模仿测验、连线测试 B(耗时)、符号数字转换测验	不能配合

续表

评估内容		结果
精神行为症状及日常生活能力评估	轻度认知行为障碍清单（MBI-C）	14
	精神行为问卷（NPI）	7
	HAMA	15
	HAMD-17	5
	日常生活能力量表	28

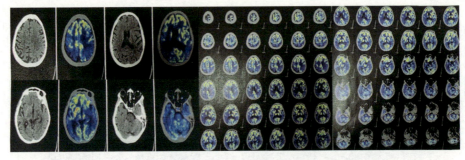

图 6-2　患者 FDG-PET 结果

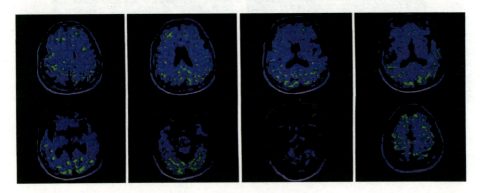

图 6-3　患者 Aβ-PET 结果

三、诊断与鉴别诊断

患者慢性病程，首发情绪症状，早期以言语障碍为主要表现，逐渐出现记忆力、视空间、计算力等认知功能下降。无营养代谢、内分泌、中毒、外伤、遗传性疾病病史，无自身免疫性疾病临床证据，定性诊断为神经变性疾病。辅助检查 FDG-PET 示大脑皮质放射性摄取弥漫性减低，Aβ-PET 示双侧额叶、顶叶、颞叶、后扣带回皮质 Aβ 异常沉淀，血清学检测示 Aβ1-42/Aβ1-40 下降和磷酸化 Tau 蛋白(181)升高,头颅 MRI 提示轻度脑萎缩,双侧 MTA 2 分,符合 AD 病理改变。语言障碍表现为进行性单词提取困难(重复、停顿)、命名和复述障碍,流畅性下降,语义、语法、运动言语能力、发音和听理解功能相对保留,符合 Logopenic 失语表现。结合 CDR 评分 2 分,最终诊断为非典型 lvPPA 型 AD(很可能,中度,stage 5 期)。

根据该患者疾病特点,须与以下疾病鉴别。① 抑郁性假性痴呆:老年期抑郁症中,有的患者既有抑郁症状又有记忆障碍,被称为抑郁性假性痴呆。它与 AD 患者有共同的症状,如抑郁、焦虑、记忆和认知功能减退。另外,个人习惯的改变、精神运动迟缓、情绪不稳、类偏执狂观念、便秘、体重减轻等均为二者共有症状。但抑郁性假性痴呆起病较快、发展迅速,抑郁状态更持久;智力障碍通常为暂时性和部分性;失语表现多缄默,音量小,声调低,发音尚清晰,自发性语言减少,不主动讲话,流畅性差。本例患者语言障碍表现为找词停顿、复述障碍和书写不能,语音、语调正常,与抑郁性假性痴呆的失语特点不相符合。此外,患者经过抗抑郁药物治疗后情绪有所好转,但认知功能障碍仍持续进展,故不支持该诊断。② 额颞叶痴呆(frontotemporal dementia,FTD):涵盖 3 种临床表型,包括行为异常型额颞叶痴呆(bvFTD)和 2 种原发性进行性失语(primary progressive aphasia,PPA),即语义性痴呆(semantic dementia,SD)和进行性非流利型失语(progressive nonfluent aphasia,PNFA)。bvFTD 特点为早期人格、情感、行为改变,如固执、情感淡漠、行为异常,病情进展后出现认知、语言、行为、判断障碍,空间定向能力尚可。言语减少,词汇贫乏,缄默。SD 表现为不理解单词含义,语言不能被理解,命名性失语,晚期行为异常,但视空间、记忆力保留。PNFA 表现为语言减少,找词困难,语音语法错误,阅读写作困难,理解力保留。FTD 发病年龄较早,一般在 50 岁之后发病率逐渐增加,65 岁以后发病罕见,约半数患者有家族史,早期记忆功能保留较好。影像学表现为额叶和/或前颞叶萎缩。依据病史和影像学检查,本例患者不符合该诊断。

四、治疗

患者自从 2019 年被诊断为认知障碍开始,予多奈哌齐 5 mg(每晚 1 次)、草酸艾司西酞普兰 10 mg(每日 1 次)口服治疗;2022 年因认知障碍症状加重,多奈哌齐加量至 10 mg(每晚 1 次),同时加用美金刚片 10 mg(每日 1 次)、乐喜林 5 mg（每日 3 次）、甘露特钠 450 mg（每日 2 次）治疗；2022 年 11 月美金刚片加量至 20 mg（每日 1 次）；2023 年至华山医院就诊后药物方案基本不变，将草酸艾司西酞普兰改为来士普。

五、治疗结果、随访及转归

患者治疗后近期认知功能检查 MMSE 4 分，MoCA 6 分，较前无明显变化，后期需继续当前治疗方案，定期随诊，对症处理。

讨 论

20 世纪 80 年代，PPA 的概念被首次提出，指以语言功能渐进性衰退为核心表现，在疾病初期无伴随痴呆症状的临床综合征。此后，PPA 被进一步细分为非流利型 PPA（nonfluent variant primary progressive aphasia，nfvPPA）和语义型 PPA（semantic variant primary progressive aphasia，svPPA）。nfvPPA 的特征为语言表达困难、电报式语言及语法错误，而 svPPA 患者表现为词汇理解障碍和命名困难。2004 年，有研究者报道了新的 PPA 变异型，即 lvPPA，其言语流畅度介于前两者之间，主要特征为词语输出能力减退，如找词困难、命名障碍，理解复杂语句和复述困难，而语法、发音功能相对保留。语法结构简单却准确，对词语理解和非语言的语义关联相对正常。运用汉语失语成套量表有助于鉴别，评价内容涵盖自发言语流畅性、听理解、命名、复述等。此外，相比其他两种类型，lvPPA 患者的语言和认知功能下降速度更快，最终演变为多认知领域受累的"AD 痴呆"，如记忆、执行和视觉空间功能障碍，伴有肢体失用症、失算和格斯特曼综合征，包括焦虑、抑郁、易怒或躁动。本例患者在病程中语言障碍进展明显，逐渐累及其他多个认知领域，验证了此研究结论。

在病理学表现上，不同亚型的 PPA 在不同脑区异常沉积特异性的致病蛋白。lvPPA 患者大多与非典型 AD 相关，普遍存在优势半球颞叶、顶叶的 Aβ 沉积。而 nfvPPA 常在优势半球额叶产生 Tau 病理，svPPA 在颞叶出现 TDP-43 蛋白病理改变，二者常归属额颞叶变性疾病的临床亚型。研究表明，86%～90% 的 lvPPA 由 AD 引起，nfvPPA 痴呆病例占 15%～20%，svPPA 痴呆只有 11%～16%。AD 是一种常见的中枢神经系统退行性疾病，其特征性病变部位在内侧颞叶和海马,主要表现为进行性遗忘或情景记忆障碍。值得注意的是,6%~14%的AD患者临床表现不同于典型的记忆减退形式,初期表现为相对的记忆力保留,发病年龄更早,病情发展速度快,早期即可影响日常生活。这类非典型AD以额叶、颞叶、顶叶或枕叶损伤(区域性萎缩或者低代谢)为特点,临床表现为相应脑区损伤的症状,如精神行为异常,视空间、执行和语言功能障碍等。非典型AD占早发型AD的1/3,晚发型AD的6%。2014年,国际工作组(international working group,IWG)更新了2007年IWG标准的修订版,即IWG-2标准,详细阐述了非典型AD的诊断标准,包括后皮质萎缩变异型AD(posterior cortical atrophy,PCA)、lvPPA型AD、额叶变异型AD(frontal varies AD,fAD)和唐氏综合征变异型AD等四类临床表型。针对少词变异型(lvPPA)AD,诊断标准为:① 早期出现进行性单词检索障碍和句子复述障碍,语义、句法和运动语言能力保留。② 有体内AD病理改变的证据(下述之一),如脑脊液Aβ1-42水平下降伴T-tau或P-tau水平升高、淀粉样蛋白PET示踪剂滞留增加、存在AD常染色体显性遗传突变(*PSEN1*、*PSEN2*或*APP*基因)。③ 排除标准包括病史,如突然起病、早期普遍的情景记忆障碍;足以引起相关症状的其他疾病,如抑郁症、脑血管病、中毒、炎症或代谢障碍。本例患者符合lvPPA的2个核心特征,即单词提取困难、句子复述和理解受损;符合3个支持性特征,即词语理解保留、语言运动能力保留、无明显语法错误;同时Aβ-PET示双侧额叶、顶叶、颞叶、后扣带回皮质Aβ异常沉淀,FDG-PET示大脑皮质放射性摄取弥漫性减低,右侧为著,双侧顶叶、颞叶明显。符合lvPPA型AD的临床诊断和影像学诊断。

影像学显示不同亚型的PPA与特定脑区损伤相关联。在颅脑MRI上,PPA通常表现出以优势侧为主的大脑皮层非对称性萎缩。lvPPA首先累及颞顶叶交界区,表现为左后侧裂变宽,这一区域与语音解码及语义储存、语言表达的神经网络紧密相关。萎缩会向前扩展,累及更多脑区(尤其是海马体),萎缩程度和方式在不同个体间展现出高度异质性。nfvPPA在左侧额叶和岛叶出现萎缩,svPPA以颞极、海马及杏仁核萎缩为著。随着疾病进展,nfvPPA和svPPA在原有受损脑区的萎缩加剧,而lvPPA则导致额叶、枕叶及海马等更广泛脑区的萎缩。PET-FDG成像技术也常常同步呈现上述脑区的代谢减低,尤其对早期症状不典型的患者,PET-FDG有助于提高定位诊断的准确性。本病例的PET-CT结果与既往研究相符,显示了相似的低代谢区域。

lvPPA 型 AD 患者除了常规使用药物治疗外,还可进行言语治疗。研究表明,词汇提取训练对缓解 lvPPA 的疗效可持续 1 年。队列研究也证实词汇提取训练不仅对 svPPA 和 lvPPA 有疗效,而且也能提升对未训练过的词汇的命名和拼写能力。此外,针对左额下回的经颅直流电刺激,可改善 lvPPA 患者的书面命名和拼写。以左侧背外侧前额叶皮层为靶点的重复经颅磁刺激,也可提高 PPA、LPA 患者的语言功能。

该病例的诊疗过程提示,对于初期仅表现出情绪症状的老年患者,认知障碍的筛查不容忽视。有研究发现,正常老年人丘脑及杏仁核内 Aβ 水平增高与较高的 HAMD 焦虑评分高度相关;81% 的 AD 患者在确诊后的平均 10 个月出现易激惹、激越和攻击性,72% 的患者在确诊前的平均 26.4 个月出现抑郁、情绪变化、社交退缩和自杀念头,45% 的患者在确诊前后(确诊后 0.1 个月)有幻觉、偏执、指责行为和妄想。本例患者资料仍有不足,未能完善汉语失语成套量表,亦缺少 Tau-PET、脑脊液 Aβ 和 Tau 蛋白检验,后续我们将继续随访患者,完善相关检查。

总 结

非典型 AD 常常比遗忘型 AD 发病早、疾病发展速度快,早期识别非常重要。尤其对进展较快的患者,需要依靠脑脊液检查、影像学检查、血液生物标志物检查等方法联合诊断。因此,医生需要提高对以情绪、语言、视觉、执行、行为或运动功能障碍为主的非典型 AD 表型的临床警觉性,高度重视老年人认知功能障碍的筛查工作,早期诊断和进行康复训练,改善预后。

【参考文献】

[1] TIPPETT D C, KESER Z. Clinical and neuroimaging characteristics of primary progressive aphasia[J]. Handb Clin Neurol, 2022, 185: 81 - 97.

[2] RUKSENAITE J, VOLKMER A, JIANG J, et al. Primary progressive aphasia: toward a pathophysiological synthesis[J]. Curr Neurol Neurosci Rep, 2021, 21(3): 7.

[3] DUBOIS B, FELDMAN H H, JACOVA C, et al. Advancing research diagnostic criteria for Alzheimer's disease: the IWG-2 criteria[J]. Lancet Neurol, 2014, 13(6): 614 - 629.

[4] Mesulam M M. Slowly progressive aphasia without generalized dementia[J]. Ann Neurol, 1982, 11(6): 592-598.

[5] MARSHALL C R, HARDY C J D, VOLKMER A, et al. Primary progressive aphasia: a clinical approach[J]. J Neurol, 2018, 265(6): 1474-1490.

[6] TEE B L, GORNO-TEMPINI M L. Primary progressive aphasia: a model for neurodegenerative disease[J]. Curr Opin Neurol, 2019, 32(2): 255-265.

[7] GORNO-TEMPINI M L, DRONKERS N F, RANKIN K P, et al. Cognition and anatomy in three variants of primary progressive aphasia[J]. Ann Neurol, 2004, 55(3): 335-346.

[8] CROOT K, BALLARD K, LEYTON C E, et al. Apraxia of speech and phonological errors in the diagnosis of nonfluent/agrammatic and logopenic variants of primary progressive aphasia[J]. J Speech Lang Hear Res, 2012, 55(5): S1562-S1572.

[9] HARRIS J M, SAXON J A, JONES M, et al. Neuropsychological differentiation of progressive aphasic disorders[J]. J Neuropsychol, 2019, 13(2): 214-239.

[10] BERGERON D, GORNO-TEMPINI M L, RABINOVICI G D, et al. Prevalence of amyloid-beta pathology in distinct variants of primary progressive aphasia[J]. Ann Neurol, 2018, 84(5): 729-740.

[11] GRAFF-RADFORD J, YONG K X X, APOSTOLOVA L G, et al. New insights into atypical Alzheimer's disease in the era of biomarkers[J]. Lancet Neurol, 2021, 20(3): 222-234.

[12] POLSINELLI A J, APOSTOLOVA L G. A typical Alzheimer disease variants[J]. Continuum (Minneap Minn), 2022, 28(3): 676-701.

[13] LOMBARDI J, MAYER B, SEMLER E, et al. Quantifying progression in primary progressive aphasia with structural neuroimaging[J]. Alzheimers Dement, 2021, 17(10): 1595-1609.

[14] TEICHMANN M, KAS A, BOUTET C, et al. Deciphering logopenic primary progressive aphasia: a clinical, imaging and biomarker investigation[J]. Brain, 2013, 136(Pt 11): 3474-3488.

[15] VOLKMER A, ROGALSKI E, HENRY M, et al. Speech and language therapy approaches to managing primary progressive aphasia[J]. Pract Neurol, 2020, 20(2): 154-161.

[16] HENRY M L, HUBBARD H I, GRASSO S M, et al. Treatment for word retrieval in semantic and logopenic variants of primary progressive aphasia: immediate and long-term outcomes[J]. J Speech Lang Hear Res, 2019, 62(8): 2723-2749.

[17] MEYER A M, TIPPETT D C, FRIEDMAN R B. Prophylaxis and remediation of

anomia in the semantic and logopenic variants of primary progressive aphasia[J]. Neuropsychol Rehabil, 2018, 28(3): 352-368.

[18] FENNER A S, WEBSTER K T, FICEK B N, et al. Written verb naming improves after tDCS over the left IFG in primary progressive aphasia[J]. Front Psychol, 2019, 10: 1396.

[19] BEREAU M, MAGNIN E, NICOLIER M, et al. Left prefrontal repetitive transcranial magnetic stimulation in a logopenic variant of primary progressive aphasia: a case report [J]. Eur Neurol, 2016, 76(1-2): 12-18.

[20] HANSEEUW B J, JONAS V, JACKSON J, et al. Association of anxiety with subcortical amyloidosis in cognitively normal older adults[J]. Mol Psychiatry, 2020, 25(10): 2599-2607.

[21] JOST B C, GROSSBERG G T. The evolution of psychiatric symptoms in Alzheimer's disease: a natural history study[J]. J Am Geriatr Soc, 1996, 44(9): 1078-1081.

（刘善雯　胡华）

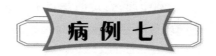

多巴反应性肌张力障碍

多巴反应性肌张力障碍（dopa-responsive dystonia，DRD）是常染色体遗传的运动障碍性疾病，多以全身或者局灶性的肌张力障碍为主要表现，该病对小剂量的多巴胺药物有良好的反应。成人起病的患者症状类似特发性帕金森病（Parkinson's disease，PD）。目前发现的关于 DRD 的致病基因有三磷酸鸟苷环化水解酶1（guanosine triphosphate cyclohydrolase 1，GCH-1）基因、酪氨酸羟化酶（tyrosine hydroxylase，TH）基因、墨蝶呤还原酶（sepiapterin reductase，SPR）基因等。*GCH-1* 是常见的致病基因，其余基因突变引起 DRD 的病例相对较少。*TH* 基因突变形式以纯合子突变为主，杂合子突变仅有少数。现报道1例 *TH* 杂合子突变所致的 DRD 患者，以提高临床医生对该病的认识。

临床资料

一、一般资料

患者男性，21岁，因"头颈部不自主向左向后扭转2月余"于2022年3月31日就诊于苏州大学附属第二医院神经内科门诊。患者2月余前无明显诱因出现颈部向左向后扭转，呈持续性，睡眠时消失，走路、说话、紧张着急时症状加重，伴有右侧颈部疼痛，托举头部后症状可稍缓解，紧张时伴双手不自主抖动，有晨轻暮重现象。患者既往体健，否认毒物、药物接触史。否认类似家族史。

查体：神志清楚，言语欠流畅，说话时有挤眉弄眼、噘嘴歪舌现象，双侧瞳孔等大等圆,直径 2.5 mm,对光反射灵敏,双侧眼球活动正常,未及眼震,双侧鼻唇沟对称,伸舌居中,颈部向左向后扭转,颈部肌张力增高,四肢肌力 5 级,右侧下肢运动障碍,右足呈内翻跖屈,行走时足跟不能着地,右侧连带运动减少,双侧浅感觉对称,双侧腱反射对称,双侧 Babinski 征阴性。

二、辅助检查

入院后完善检查,血常规、尿常规、粪常规、C 反应蛋白、肝肾功能、电解质、糖化血红蛋白、凝血功能、输血前检查(乙肝五项、梅毒螺旋体、HIV)、甲状腺功能三项、肿瘤标志物、维生素 B_{12}、叶酸均未见异常。肌酸激酶 240 U/L(正常值 38~174 U/L)、铜蓝蛋白 0.19 g/L(正常值 0.22~0.58 g/L)。颅脑 MRI 平扫未见明显占位征象。PET-SPECT 检查示双侧胸锁乳突肌、双侧头夹肌、颈夹肌、颈棘肌、右侧头长肌、右侧头半棘肌及左侧肩胛提肌放射性锝(^{99m}Tc)摄取增高。患者基因检测结果如表 7-1 及图 7-1 至图 7-3 所示。

表 7-1 患者基因检测报告

基因	变异位点 (GRCh37/hg19)	合子型	正常人群 携带率	转录版本 基因亚区	家系 验证	ACMG 变异评级	疾病信息
SGCE	c.355A > G chr7:94257549 p. T119A	杂合 22/24 0.52	—	NM_003919.3 exon3	—	临床意 义未明	肌阵挛性肌 张力障碍 11 型(AD)
TH	c.1240G > A chr11:2186951 p. G414R	杂合 80/57 0.42	0.000 017 8	NM_199292.3 exon12	—	可能 致病性	常染色体隐 性 Segawa 综合性(AR)
TH	c.698G > A chr11:2189135 p. R233H	杂合 76/70 0.48	0.000 116 2	NM_199292.3 exon6	—	致病性	常染色体隐 性 Segawa 综合性(AR)

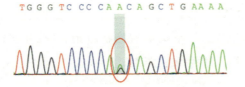

图 7-1 患者 SGCE 基因突变峰图

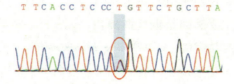

图7-2 患者 *TH* 基因突变峰图(一)

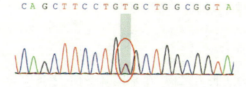

图7-3 患者 *TH* 基因突变峰图(二)

三、诊断与鉴别诊断

本例患者为慢性病程,主要表现为头颈部不自主向左向后扭转,无肢体乏力,无感觉障碍,无病理征。入院后追问病史,患者表示自出生后就一直有口吃现象,说话时言语欠流畅;9~10岁时自觉走路有足内翻现象,后症状逐渐明显;20岁出现右上肢不适感,走路时摆臂活动减少。根据患者病史及临床表现,病变定位于锥体外系,运动障碍表型为肌张力障碍,患者无围产期损伤、变性病、中毒、感染、代谢障碍、肿瘤、脑血管病、外伤、药物、心因等获得性因素,病因考虑遗传性可能,完善基因检测后明确诊断为DRD。

DRD发病率低,临床表现复杂,致病基因多样,临床极易误诊,故鉴别诊断很重要。DRD须与以下疾病鉴别:① 脑性瘫痪,广义上指多种原因导致的非进行性脑损伤综合征,多表现为中枢性肌张力障碍,可伴有智力低下、语言、行走能力障碍、癫痫发作,社会交往及学习多有困难,可有特殊面容,基因检测可鉴别诊断。② 少年型PD,该病有家族史者较常见,遗传方式多为常染色体隐性遗传,其与DRD相比,多无晨轻暮重特点,运动缓慢、肌肉强直、静止性震颤症状可不典型,部分患者有开-关现象,或出现异动,可伴随不宁腿综合征、出汗异常、焦虑、抑郁等非运动症状。完善 PET-CT 可见单侧或双侧基底核摄取下降,颅脑超声可看到黑质回声增强。该病小剂量多巴胺疗效较差,但常规剂量有一定治疗效果,长期使用需逐渐增加剂量。③ 肝豆状核变性是一种常染色体隐性遗传病,主要病因是铜代谢障碍,多见于青少年,其神经系统及精神表现可有肌张力障碍、震颤、认知障碍及人格改变等。部分患者角膜可出现角膜色素环(K-F 环),辅助检查可有血清铜蓝蛋白水平下降、24 h 尿铜升高等指标变化。与 DRD 相似,其基因检测也可获得阳性发现。此外,其他原因引起的肌张力障碍亦是鉴别诊断的关键。本例患者初诊时主要表现为颈部向左向后扭转,易误诊为痉挛性斜颈,通过详细的病史采集、体格检查,结合实验室检查、神经电生理检查、结构性影像学检查,以小剂量多巴胺试验性治疗为依据,最后完善基因检测可鉴别。

四、治疗

患者主要表现为肌张力障碍,在基因确诊前,予美多芭 62.5 mg(每日 3 次)诊断性治疗,3 天后改为美多芭 125 mg(每日 3 次),患者症状较前好转,但未完全缓解。基因确诊 DRD 后,药物治疗方案暂未改变。后根据 SPECT 检查结果,在肌电图引导下行 A 型肉毒毒素(保妥适)200 U 注射治疗。因患者合并焦虑、抑郁状态,予度洛西汀 40 mg(每日 1 次)改善情绪。

五、治疗结果、随访及转归

目前患者病情稳定,度洛西汀服用 3 个月后停用,长期口服美多芭 125 mg(每日 3 次),颈部不自主向左向后扭转、行走不稳的症状明显改善。2023 年 7 月加用普拉克索缓释片 37.5 mg(每日 1 次),患者自觉肩部紧张感进一步改善。

讨 论

DRD 于 1976 年由 Segawa 等最先报道,故又称 Segawa 病,是一种罕见的遗传性肌张力障碍疾病。其发病率极低,为(0.5~1)/100 万,多在儿童时期起病,少数可成年期起病,症状通常表现为昼间波动性的肌张力障碍,也可出现 PD 等其他类型肌张力障碍症状,小剂量的多巴胺药物对 DRD 有良好的治疗效果,可长期服用药物控制病情。

多巴胺在中枢神经系统起关键调节作用,其生物合成过程中各种酶的活性改变或缺乏均可导致 DRD 发生。该病目前被发现的致病基因有 *GCH-1*、*TH*、*SPR*、6-丙酮酸四氢蝶呤合成酶(6-pyruvoyl tetrahydropterin synthase,PTPS)基因、蝶呤-4α-甲醇胺脱水酶(pterin-4-alpha-carbinolamine dehydratase,PCBD)基因、二氢蝶呤还原酶(quinoid dihydropteridine reductase,QDPR)基因。其中,*GCH-1* 基因突变所致 DRD 是最早发现的,呈常染色体显性遗传模式,而隐性遗传主要由 *TH* 基因突变引起。*GCH-1* 基因编码产物为三磷酸鸟苷环化水解酶1,该酶是参与四氢生物蝶呤(tetrahydrobiopterin,BH_4)生物合成过程的关键酶,而 BH_4 是 TH 催化酪氨酸转化为左旋多巴这一步骤的辅酶,BH_4 含量的变化会影响 TH 的活性,从而减少多巴胺的生成。*TH* 基因编码产物为酪氨酸羟化酶,可催化酪氨酸转化为多巴胺、肾上腺素及去甲肾上腺素等儿茶酚胺,在这一生物合成过程中起到限速作用。*TH* 基因定位于11p15.5,包含14个外显子,*TH* 基因突变可致 TH 缺乏。本例患者是 c.698G>A 位点突变,是既往已有报道的热点突变之一。另外,本例患者的 c.1240G>A 位点为错义突变,同样造成 TH 活性降低甚至消失,从而减少儿茶酚胺及其下游产物的水平,进而引起一系列锥体外系及自主神经功能紊乱症状。墨蝶呤还原酶由 *SPR* 基因编码,是 BH_4 生物合成最后一步的关键酶,如果 *SPR* 基因发生突变,也会导致 BH_4 合成受阻,进而引起多巴胺合成障碍。*PTPS* 基因编码产物为6-丙酮酸四氢蝶呤合成酶,*PCBD* 基因编码产物为蝶呤-4α-甲醇胺脱水酶,*QDPR* 基因编码产物为二氢蝶呤还原酶,三者均可通过不同方式参与 BH_4 的生物合成,从而造成多巴胺生成障碍。

DRD 目前没有统一的诊断标准,其诊断主要依据患者发病特点、临床表现及体征,此疾病通常于儿童时期(1~12岁)起病,患病比例达儿童肌张力障碍患者的1/10,少数患者可在成年发病。男性的罹患风险小于女性,性别比例为1:(2~4)。患儿主要表现为全身性肌张力障碍,多以单肢远端肌张力障碍为首发表现,如书写痉挛、马蹄内翻足、行走困难等,继而其他部位出现受累症状,可出现面部、颈部、腰部或全身性肌张力障碍症状,表现为不自主的挤眉弄眼、颈部不自主扭转、耸肩、挺腰等。少数成年起病患者,首先表现为震颤或肢体直硬,可出现活动困难、行动迟缓、姿势及步态异常等症状,后续可出现 PD 样面具脸、自主神经功能障碍等表现,病情逐渐进展,严重时甚至可累及咽喉部及颈部肌肉,出现吞咽、发音困难和颈部强直。该病症状昼夜波动性明显,表现为晨轻暮重,即早晨较轻,傍晚加重,晚间症状消失。查体多见四肢肌张力呈齿轮样或铅管样增高,腱反射活跃或亢进,共济运动差,病理征阳性,四肢可见静止性震颤,运动迟缓,逐渐出现活动困难,四肢肌张力降低,腱反射减弱,病程长者可因肌张力障碍致脊柱、足部畸形。这种疾病通常有阳性家族史,对小剂量多巴胺药物有良好反应,可作为 DRD 疾病诊断的必要条件,但部分患者对左旋多巴敏感度不够,因此不具备完全特异性的诊断意义。本例患者在治疗初始对小剂量多巴胺能药物反应一般,基因检测报告提示 *TH* 基因突变,由此所致的 DRD 可称为酪氨酸羟化酶缺陷症(tyrosine hydroxylase deficiency,THD),其临床表现更加广泛,症状差异大,故基因检测是该病可靠的诊断标准。

　　DRD 患者服用小剂量多巴胺能药物即可获得显著疗效,故一般预后良好。治疗上,从小剂量左旋多巴开始,慢慢增加到治疗剂量,每日 2~5 mg/kg,最大剂量为每日 1 000 mg(儿童为 20 mg/kg)。如果有明显的副作用,如头痛、恶心呕吐、过敏等,则适当减量。治疗应至少持续 4 周,如果症状持续未缓解,可停用药物。同时服用一些辅助用药:抗胆碱药物,如苯海索,可控制震颤和其他锥体外系症状;左旋多巴药物,增加外周的多巴胺水平;单胺氧化酶抑制剂,可延长多巴胺作用的持续时间;同一般肌张力障碍疾病治疗一样,也可服用肌松剂、抗癫痫药物等,或采取肉毒毒素治疗及手术治疗,辅以对症调节情绪等治疗。

总　结

　　由于本病较为罕见,且临床表现复杂多样,易与其他运动障碍等神经系统疾病混淆,从而导致临床上出现误诊和漏诊现象。因此,提高临床医生对 DRD 的全面认识,对于患者的临床诊断与医治有着非常重要的意义。

　　小剂量多巴胺能药物治疗该病效果好,且未接受治疗的患者存在致残风险,因此尽早诊断和开始治疗至关重要。鉴于本病多发生在儿童期,包括本例患者,儿科医生尤其是神经专科医生需要警惕该病,对儿童、少年肌张力障碍或震颤者,可予小剂量左旋多巴试验性治疗,并通过基因检测进一步确诊,这有助于及早识别该病,防止因延迟治疗而出现后遗症。

【参考文献】

[1] LEE W W, JEON B S. Clinical spectrum of dopa-responsive dystonia and related disorders[J]. Curr Neurol Neurosci Rep, 2014, 14(7):461.

[2] SUN Z F, ZHANG Y H, GUO J F, et al. Genetic diagnosis of two dopa-responsive dystonia families by exome sequencing[J]. PLoS One, 2014, 9(9):e106388.

[3] CLOT F, GRABLI D, CAZENEUVE C, et al. Exhaustive analysis of BH_4 and dopamine biosynthesis genes in patients with Dopa-responsive dystonia[J]. Brain, 2009, 132(Pt 7):1753-1763.

[4] HAUGARVOLL K, BINDOFF L A. A novel compound heterozygous tyro-sine hydroxylase mutation(P. R441P) with complex phenotype[J]. J Parkinsons Dis, 2011, 1(1):119-122.

[5] 杨杰,袁学谦,肖岚,等. 多巴反应性肌张力障碍15例临床分析[J]. 中南大学学报(医学版),2004,29(6):725-726.

[6] 刘畅,王珺. TH 基因相关的多巴反应性肌张力障碍诊治进展[J]. 中华实用儿科临床杂志,2021,36(7):555-557.

[7] DUAN J B, WAINWRIGHT M S, COMERON J M, et al. Synonymous mutations in the human dopamine receptor D2(DRD2) affect mRNA stability and synthesis of the receptor[J]. Hum Mol Gene, 2003, 12(3):205-216.

[8] NAGATSU T. Catecholamines and Parkinson's disease: tyrosine hydroxylase (TH) over tetrahydrobiopterin (BH_4) and GTP cyclohydrolase I (GCH1) to cytokines, neuromelanin, and gene therapy: a historical overview[J]. J Neural Transm (Vienna), 2024, 131(6):617-630.

[9] FOSSBAKK A, KLEPPE R, KNAPPSKOG P M, et al. Functional studies of tyrosine hydroxylase missense variants reveal distinct patterns of molecular defects in dopa-responsive dystonia[J]. Hum Mutat, 2014, 35(7):880-890.

[10] ANDERSEN O A, FLATMARK T, HOUGH E. Crystal structure of the ternary complex of the catalytic domain of human phenylalanine hydroxylase with tetrahydrobiopterin and 3-(2-thienyl)-L-alanine, and its implications for the mechanism of catalysis and substrate activation[J]. J Mol Biol, 2002, 320(5):1095-1108.

[11] HOU M, YANG C Q, HU J F, et al. Levodopa is effective in the treatment of three Chinese tyrosine hydroxylase (TH) deficiency children[J]. Int J Dev Neurosci, 2019, 78:28-32.

［12］曹秉振. 多巴反应性肌张力障碍［J］. 山东医药,2005,45(19):81-82.

［13］宋伟,黄睿,赵璧,等. 多巴反应性肌张力障碍临床分析［J］. 中国现代神经疾病杂志,2011,11(1):93-95.

［14］SEGAWA M, NOMURA Y, NISHIYAMA N. Autosomal dominant guanosine triphosphate cyclohydrolase I deficiency(Segawa disease)［J］. Ann Neurol,2003,54 Suppl 6:S32-S45.

［15］陈世英. 小儿脑性瘫痪早期诊断的研究进展(综述)［C］//中国康复研究中心. 2005中日脑瘫学术交流大会暨康复新技术论坛论文集. 广西柳州市中医院,2005:82-88.

［16］吴静,梅瑰,陈玉华. 多巴反应性肌张力障碍1例报道［J］. 卒中与神经疾病,2013,20(6):387-388.

［17］刘丹青,杨文明,汪瀚,等. 肝豆状核变性诊治难点与思路［J］. 中医药临床杂志,2024,36(3):404-410.

［18］KURIAN M A, GISSEN P, SMITH M, et al. The monoamine neurotransmitter disorders: an expanding range of neurological syndromes［J］. Lancet Neurol, 2011,10(8):721-733.

［19］石林. 多巴胺反应性肌张力障碍研究进展［J］. 医学综述,2014,20(21):3841-3842.

［20］JINNAH H A, FACTOR S A. Diagnosis and treatment of dystonia［J］. Neurol Clin,2015,33(1):77-100.

（刘晶　周旭平　罗蔚锋）

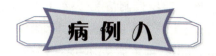

伴随 MOG 抗体阳性的中枢神经系统淋巴瘤

95% 的原发性中枢神经系统淋巴瘤（primary central nervous system lymphoma，PCNSL）属于弥漫性大 B 细胞淋巴瘤（diffuse large B-cell lymphoma，DLBCL）。PCNSL 仅发生于脑、脊髓、脑神经、软脑膜和/或眼部，无全身受累，脑实质是最常见的受累部位。PCNSL 是所有非霍奇金淋巴瘤中预后最差的一种，临床表现非特异，常被误诊为高级别胶质瘤、脱髓鞘、脑炎、缺血性脑血管病等，因此被称为"伟大的模仿者"。MOG 相关疾病（MOG associated disease，MOGAD）是一种中枢神经系统炎性脱髓鞘疾病，大部分患者为良性病程，对激素敏感。现报道 1 例伴随脑脊液及血清 MOG 抗体阳性的 PCNSL 患者，讨论 MOG 抗体与 PCNSL 的关系。

临床资料

一、一般资料

患者男性，59 岁，因"右下肢乏力、进行性认知下降 20 余天"于 2022 年 6 月 3 日就诊于苏州大学附属第二医院神经外科。患者入院前 20 余天无明显诱因突发右下肢乏力，行走不稳，伴反应迟钝，时有答非所问，近事记忆力减退，口齿稍欠清，无精神、行为异常，无明显抽搐、肢体麻木等。至外院查头颅 CT 示两侧大脑半球以左基底节、右额颞顶交界处为主的多发片状低密度影，边界模糊，考虑脑梗死，予抗血小板聚集、降血脂等常规治疗，症状未见明显好转。后患者至其他医院完善头颅 MRI 提示颅内多发占位性病变伴水肿，考虑转移瘤可能。患者为求进一步诊疗,至我院神经外科就诊,拟"颅内占位性病变、高血压"收住入院。患者既往有高血压2年余,不规律口服苯磺酸左旋氨氯地平片5 mg(每日1次),血压控制情况不详;14岁左右曾行甲状腺部分切除术;长期饮酒30余年,每天约250 g白酒;从事纺织污水处理工作。

查体:血压135/80 mmHg,神志清楚,反应迟钝,对答切题,近事记忆力减退,计算能力下降(患者计算100－7＝7,10－7＝7),时间定向力差,双侧瞳孔等大等圆,直径2.5 mm,对光反射灵敏,眼球活动度可,伸舌居中,颈软,右下肢肢体肌力4级,余肢体肌力5级,四肢肌张力正常,双下肢腱反射减退,双侧指鼻及跟膝胫试验阴性,闭目难立征睁眼、闭眼均不稳,双下肢浅感觉对称、深感觉减退,双侧病理征阴性。

二、辅助检查

患者入院完善血尿粪三大常规、生化、凝血、男性肿瘤常规、甲功全套无明显异常,输血前检查示乙肝"小三阳"(乙肝病毒DNA 1.02×10^3 IU/mL)。神经外科怀疑占位性病变,因此完善胸腹盆腔CT平扫＋增强(2022年6月7日),结果示十二指肠降部可疑结节,乙状结肠结节灶,胃窦及贲门部胃壁显厚;直肠下段壁显厚;甲状腺右叶缺如,上纵隔及右侧锁骨上区多发淋巴结增大伴钙化;右肺微小实性结节。颅脑MRI平扫＋增强(2022年6月8日)示两侧基底节区及侧脑室旁脑白质多发点片状T1W低信号,FLAIR、T2WI、DWI高信号,部分病灶增强高信号,考虑转移瘤可能(图8-1)。胃肠镜(2022年6月10日)示慢性胃炎、结肠息肉。胃窦活检示浅表黏膜慢性炎伴肠上皮化生,局部腺上皮轻度不典型增生。甲状腺超声(2022年6月11日)示甲状腺右侧叶、峡部未显示,考虑缺如;甲状腺左侧叶内囊性结节,美国放射学会甲状腺影像报告和数据系统(American College of Radiology Thyroid Imaging, Reporting and Data System, ACR TI-RADS)分类为1类,考虑滤泡囊肿可能;双侧颈部多发淋巴结肿大,形态异常。体部＋脑部PET-CT(2022年6月14日)示双侧大脑不对称性氟代脱氧葡萄糖(fluorodeo xyglucose, FDG)代谢减低,右侧额叶局部、右侧壳核局部和左侧丘脑下方结节状FDG代谢增高,脑内多发低密度水肿改变,考虑炎性或免疫源性病变所致可能;转移瘤等肿瘤性病变可能较小;左侧上颌窦炎症;甲状腺右叶缺如;两肺背侧少许炎症;纵隔1区、右侧锁骨下区淋巴结增大伴钙化,未见FDG代谢增高,考虑为良性(图8-2)。

/ **病例八** 伴随MOG抗体阳性的中枢神经系统淋巴瘤/

患者完善PET-CT考虑炎性或免疫源性病变所致可能,肿瘤性病变可能较小,遂于2022年6月16日转入神经内科治疗。患者于2022年6月17日完善腰椎穿刺,脑脊液压力140 mmH$_2$O,脑脊液白细胞21×10^6/L,脑脊液总蛋白759 mg/L,血、脑脊液自身免疫性抗体谱8项(包含MOG抗体)阴性。自身抗体初筛提示抗SSA/Ro52抗体阳性。2022年6月22日复查MRI示异常信号范围扩大,右侧额叶皮层下高信号增多(图8-3)。2022年6月25日复查腰椎穿刺,脑脊液压力145 mmH$_2$O,脑脊液白细胞19×10^6/L,脑脊液总蛋白684 mg/L,血清MOG抗体1∶100阳性,脑脊液MOG抗体1∶1阳性,副瘤阴性,TBA阳性,OCB 4型,IgM鞘内合成,脑脊液宏基因组二代测序(metagenomics next generation sequencing, mNGS)阴性。2022年7月7日复查腰椎穿刺,脑脊液压力130 mmH$_2$O,脑脊液白细胞23×10^6/L,脑脊液总蛋白660 mg/L,血、脑脊液自身免疫性抗体谱8项阴性(包含MOG抗体)。后患者于2022年8月27日复查腰椎穿刺,脑脊液白细胞7×10^6/L,脑脊液总蛋白744 mg/L,cfDNA提示CD79B、MYD88突变,提示弥漫性大B细胞淋巴瘤,考虑原发性中枢弥漫性大B细胞淋巴瘤。

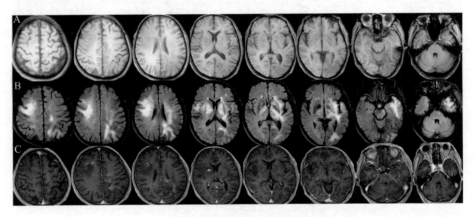

A:T1W; B:FLAIR; C:T1+C。

图8-1 患者颅脑MRI平扫+增强结果

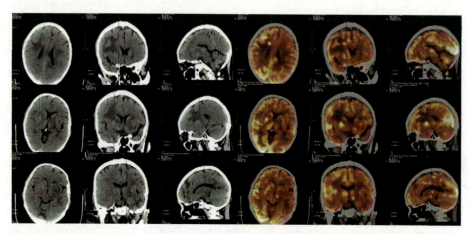

图8-2 患者脑部PET-CT结果

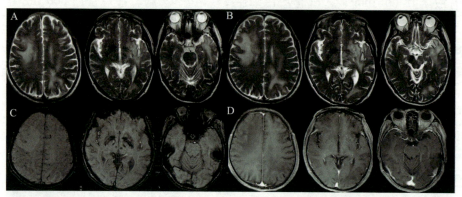

A：2022年6月8日T2WI；B：2022年6月22日T2WI复查，对照2022年6月8日结果，异常信号范围扩大，右侧额叶皮层下高信号增多；C：2022年6月22日SWI复查，未见明显微出血病灶；D：2022年6月22日复查T1+C，部分病灶边缘少许增强高信号。

图8-3 患者2022年6月8日与2022年6月22日MRI结果对比

三、诊断与鉴别诊断

患者入院查头颅MRI提示右侧颞叶、左侧基底节、左岛叶、枕叶异常信号灶，完善腰椎穿刺示MOG抗体阳性，TBA阳性，OCB 4型，后复查血、脑脊液MOG抗体转阴，但复查MRI示异常信号范围扩大，右侧额叶皮层下高信号增多。结合患者病史及相关检查考虑中枢性淋巴瘤可能，请血液内科及肿瘤内科会诊，完善颈部淋巴结穿刺，提示洗脱液甲状腺球蛋白＞500.00 ng/mL，右侧颈部Ⅲ区淋巴结穿刺常规病理（2022年7月14日）见少许异形上皮样细胞及胶质样物，考虑肿瘤。2022年8月27日复查腰椎穿刺，完善cfDNA提示弥漫性大 B 细胞淋巴瘤,考虑诊断为原发性中枢弥漫性大 B 细胞淋巴瘤。

本病在病理学确诊前,主要须与瘤样脱髓鞘病变、脑淀粉样血管病相关炎症进行鉴别。① 瘤样脱髓鞘病变:临床表现多样,影像学 MR 平扫主要以皮层下白质多见,呈长 T1、长 T2 信号,水肿不如肿瘤明显;增强显示急性期结节样、斑片状异常信号,亚急性期多呈开环样,或线条样强化,梳齿征。脱髓鞘诊断依赖于抗体检测,部分可无明确抗体,对激素治疗敏感。本例患者血清及脑脊液 MOG 抗体阳性,激素治疗有短暂疗效,MRI 病灶呈结节状,同时 PET 未见实质肿瘤,可见大片低代谢伴局部高代谢。但本例患者进展较快,进一步完善病理提示肿瘤。临床中遇到类似患者应尽快完善病理学检测。另外,有些 PCNSL 早期可为脱髓鞘改变,这将在讨论中进一步说明。② 脑淀粉样血管病相关炎症:多呈急性或亚急性起病,最常见的表现是认知及行为改变,可表现为不同程度的痴呆、幻觉、人格改变、意识障碍甚至昏迷,其次是偏瘫、偏身感觉障碍、失语、共济失调等局灶性神经功能受损表现。MRI 提示单发或多发白质高信号病灶,非对称性并快速延伸至皮质下白质;存在至少 1 处皮质或皮质下出血性病灶,包括脑出血、脑微出血、皮质表面铁沉积。SWI 上表现为皮质或皮质下微出血灶。经大剂量激素冲击治疗或其他免疫抑制治疗后症状缓解,影像学病灶改善。本例患者复查头颅 MRI 时进行 SWI 检查,提示未见明显微出血灶,可进行鉴别。

四、治疗

患者于 2022 年 6 月 18 日接受丙种球蛋白免疫治疗,于 2022 年 6 月 25 日复查腰椎穿刺,提示血清、脑脊液 MOG 抗体阳性,予预防性抗病毒联合甲泼尼龙 1 g 冲击治疗,后甲泼尼龙逐步减量至口服,辅以补钾、护胃、补钙治疗。2022 年 8 月 27 日复查腰椎穿刺,诊断"原发性中枢弥漫性大 B 细胞淋巴瘤"明确,予甲氨蝶呤 + 利妥昔单抗 + 奥布替尼治疗,具体剂量为:甲氨蝶呤 6 g,每 2 周 1 次;利妥昔单抗 600 mg,每 3 周 1 次;奥布替尼 150 mg,每日 1 次。分别于 2022 年 9 月 9 日、9 月 23 日、10 月 15 日、10 月 29 日完成 4 疗程甲氨蝶呤,于 9 月 13 日、10 月 17 日完成 2 疗程利妥昔单抗。患者乙肝"小三阳",予恩替卡韦片抗病毒治疗。

五、治疗结果、随访及转归

患者外院头颅 MRI 发现异常,考虑颅内占位性病变入住神经外科,主要表现为右下肢乏力,走路不稳,伴反应迟钝,时有答非所问,近事记忆力减退,口齿稍欠清,后完善 PET-CT 考虑脑炎可能而转入我科,经经验性丙种球蛋白、激素治疗效果欠佳,复查腰椎穿刺诊断为原发性中枢弥漫性大 B 细胞淋巴瘤后转入血液科,予甲氨蝶呤 + 利妥昔单抗 + 奥布替尼治疗,患者神志较前明显好转,能简单对答。后患者出现肺部感染、腹腔感染、泌尿道感染等,反复高热,于 2022 年 11 月 15 日行肺泡灌洗液 NGS 提示大量溶血葡萄球菌、表皮葡萄球菌、神户肠杆菌、粪肠球菌、肺炎克雷伯菌、白色念珠菌、细环病毒,考虑误吸合并严重肺部感染。2022 年 11 月 15 日,患方要求自动出院。

讨 论

本例患者主要表现为反应迟钝、记忆力减退、计算力差、右侧肢体肌力下降、共济失调等局灶性中枢神经系统受累表现,结合 MRI 表现定位于皮层(额、颞叶)、左侧基底节区、小脑。本病难点在于定性诊断,是炎性脱髓鞘?还是肿瘤?患者血清及脑脊液 MOG 抗体阳性,PET-CT 未见实质肿瘤,因此按照炎性脱髓鞘进行治疗。激素治疗后病情有短暂改善,但影像学病灶加重,因此进行病理学检查,确认为 PCNSL。需要注意的是,PCNSL 必须经病理学确诊,PET-CT 常无阳性发现。

PCNSL 常常表现出与炎性脱髓鞘疾病相似的临床和影像学表现。然而,PCNSL 的一些特征可能有助于诊断,包括临床症状,如认知障碍或人格改变、精神错乱更多见,以及主要累及幕上(脑室周围白质、基底神经节和胼胝体)的影像学特征,在免疫功能正常的患者中表现为较大且均匀增强的单个(发生率 50%~70%)或多个(发生率 25%)病变。本例患者虽然抗体谱初步提示为 MOGAD,但由于活检技术的限制,不能完全排除当时发生 PCNSL 的可能性。皮质类固醇治疗短期改善病情后,影像学表现迅速复发和恶化,需要进一步筛查,病理学检查证实 PCNSL。

根据 2023 年 Lancet Neurology(《柳叶刀-神经病学》)杂志中 MOGAD 诊断标准,如果患者有一项核心临床发作类型,且固定细胞或活体细胞基于细胞底物的实验(cell-based assay,CBA)证实血清 MOG-IgG 阳性,则可诊断为 MOGAD。其中核心临床发作类型包括视神经炎、脊髓炎、急性播散性脑脊髓炎、脑干或小脑受累、脑部单病灶或多病灶神经功能缺损、大脑皮质炎伴癫痫发作。抗MOG-IgG依赖血清学检测，血清中强阳性则无须额外支持性证据。临床或MR支持性证据包括视神经炎中双侧同时受累、视神经纵向受累、视神经鞘强化、视神经盘水肿；脊髓炎中纵向广泛脊髓炎、中央病变呈"H"征或脊髓圆锥受累；大脑、脑干或小脑综合征中多发边界不清的T2信号病变累及幕上和幕下白质、深部灰质、脑桥、小脑中角或延髓，皮质病变伴或不伴皮质上脑膜强化。患者有核心临床发作中的播散性脑脊髓炎，血清MOG-IgG滴度为1∶100，为强阳性，另外多发边界不清的T2信号病变累及幕上和幕下白质，其实是符合MOGAD诊断标准的。但需要注意排除其他诊断。本例患者后续证实为PCNSL，其中有两种解释：首先MOG-IgG可出现于PCNSL、多发性硬化、副肿瘤等其他疾病；另外，PCNSL早期可先激活免疫系统，出现炎症性脱髓鞘疾病改变，后续发展为PCNSL。

值得注意的是，有研究经病理证实，PCNSL早期可先出现炎性脱髓鞘疾病，慢性淋巴细胞炎症伴脑桥血管周围增强。前期的炎症性改变最初为非肿瘤性，是T细胞介导的炎症反应，激素可短期有效，但最终进展为PCNSL。PCNSL的一些特征表现可能有助于诊断，包括典型症状，如认知障碍或人格改变、精神错乱、局灶性神经功能缺损，以及主要累及幕上（脑室周围白质、基底神经节和胼胝体）的影像学特征，在免疫功能正常的患者中表现为较大且均匀增强的单个（发生率50%~70%）或多个（发生率25%）病变。目前尚没有明确的标志物能够预测其进展，但迅速恶化、均匀一致的增强病灶增大需要考虑PCNSL可能。

总　结

PCNSL常难以早期诊断，临床表现多样，常与炎性脱髓鞘疾病、炎性假瘤、副肿瘤性疾病、脑淀粉样血管病相关炎症等疾病混淆。有影像学特征表现，临床出现迅速恶化、均匀一致的增强病灶增大时，需要考虑PCNSL可能，及时进行病理诊断可为后续治疗争取时间。

【参考文献】

[1] GROMMES C, DEANGELIS L M. Primary CNS lymphoma[J]. J Clin Oncol,

2017,35(21):2410-2418.

[2] BATAILLE B, DELWAIL V, MENET E, et al. Primary intracerebral malignant lymphoma: report of 248 cases[J]. J Neurosurg,2000,92(2):261-266.

[3] BANWELL B, BENNETT J L, MARIGNIER R, et al. Diagnosis of myelin oligodendrocyte glycoprotein antibody-associated disease: International MOGAD Panel proposed criteria[J]. Lancet Neurol,2023,22(3):268-282.

[4] JAVIER R, SHAIKH N, LESNIAK M S, et al. B cell-rich non-neoplastic sentinel lesion preceding primary central nervous system lymphoma[J]. Diagn Pathol, 2018, 13(1):37.

[5] KALUS S, DI MUZIO B, GAILLARD F. Demyelination preceding a diagnosis of central nervous system lymphoma[J]. J Clin Neurosci,2016,24:146-148.

[6] QIU T M, CHANCHOTISATIEN A, QIN Z Y, et al. Inflammatory demyelinating lesions: true sentinel lesion or immune-mediated response to lymphoma[J]. World Neurosurg,2021,145:172-177.

[7] YAMAMOTO J, SHIMAJIRI S, NAKANO Y, et al. Primary central nervous system lymphoma with preceding spontaneous pseudotumoral demyelination in an immunocompetent adult patient: a case report and literature review[J]. Oncol Lett,2014,7(6):1835-1838.

[8] KVARTA M D, SHARMA D, CASTELLANI R J, et al. Demyelination as a harbinger of lymphoma: a case report and review of primary central nervous system lymphoma preceded by multifocal sentinel demyelination[J]. BMC Neurol,2016,16:72.

[9] LU J Q, O'KELLY C, GIRGIS S, et al. Neuroinflammation preceding and accompanying primary central nervous system lymphoma: case study and literature review[J]. World Neurosurg,2016,88:692.e1-692.e8.

(张金茹　蒋雨　徐晓东　程筱雨　金宏　张艳林)

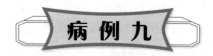

以帕金森症状为表现的遗传性痉挛性截瘫58型

遗传性痉挛性截瘫(hereditary spastic paraplegia，HSP)是一种具有高度临床和遗传异质性的神经退行性疾病，以双侧皮质脊髓束的轴索变性或脱髓鞘为主要病理改变，主要临床表现为双下肢肌张力增高和剪刀样步态，同时可能伴有锥体外系症状、小脑性共济失调等并发症。现报道1例以帕金森症状为典型表现、对左旋多巴反应良好的HSP 58型患者，以期提高临床医生对本病的认知。

临床资料

一、一般资料

患者男性，39岁，因"行走不稳6年余"于2023年4月7日就诊于苏州大学附属第二医院神经内科。患者6年多前开始无明显诱因出现行走不稳，偶有拖步，后逐渐出现步速减慢，无跌倒，并出现双侧大腿酸胀紧绷感，症状持续存在，无晨轻暮重，无肢体无力，无尿便障碍。外院曾予美多芭62.5 mg口服，效果不佳，后调整方案为"美多芭125 mg(每日3次) + 普拉克索0.25 mg(每日3次)"，自述服药后行走较前好转。2023年1月初新型冠状病毒感染后自述行走不稳较前加重，伴动作迟缓、左上肢无力感，偶有左上肢不自主抖动，灵活性变差，为求进一步诊治至我科治疗。病程中，患者无嗅觉减退，二便正常，无夜间梦语及肢体动作，无幻觉，近期体重无明显减轻。2017年曾行左侧膝关节半月板手术，无毒物、药物接触史，父母近亲婚配，家族中无类似症状者。

查体: 卧位血压 130/82 mmHg,立位 1 min 血压 132/70 mmHg,立位 3 min 血压 128/78 mmHg,神志清楚,对答切题,咽反射正常,双侧瞳孔等大等圆,直径约 2.5 mm,对光反射灵敏,眼球运动可,双眼水平细小眼震,双侧鼻唇沟对称,伸舌居中,四肢肌力 5 级,肌张力增高,左侧明显,双侧深、浅感觉对称存在,双下肢腱反射活跃(+++),双侧指鼻、跟膝胫试验稳准,双侧 Babinski 征阴性,双侧踝反射阴性,闭目难立征阴性。有可疑剪刀样步态。双上肢摆臂连带运动减少,后拉试验阴性。患者入院后停服相关药物,完善统一帕金森病评定量表(unified Parkinson's disease rating scale,UPDRS)评分为关期 30 分,开期 14 分(口服 325 mg 美多芭后),美多芭负荷改善率 53.3%。HAMA 4 分,HAMD 3 分。MMSE 29 分,MoCA 28 分。

二、辅助检查

入院检查血常规、尿常规、粪常规、肝肾功能、甲状腺功能、铜蓝蛋白、同型半胱氨酸、输血前检查、水溶性维生素检测等均未见异常。完善头颅 MRI 平扫可见两侧额叶少许小缺血灶、左侧小脑半球下缘蛛网膜囊肿可能;脊髓 MRI 未见异常信号。完善经颅脑黑质超声无异常,四肢震颤分析未见确切震颤。完善嗅觉检测、眼底检查、听力检查、膀胱残余尿检查均未见异常。

结合患者临床表现及父母近亲婚配史,考虑神经系统变性或遗传性疾病可能性大,与患者沟通后,送检患者本人及其父母全基因组检测(表 9-1,图 9-1),结果回报患者 7 号外显子 *KIF1C* 基因存在 c.499C>T(p.R167W)纯合变异,美国医学遗传学和基因组学学会(American College of Medical Genetics and Genomics,ACMG)致病等级为临床意义未明,家系验证提示父亲和母亲未发现此位点异常,考虑患者为新发纯合变异,最终确诊为 HSP 58 型。

表 9-1 患者基因检测结果

基因	外显子/内含子	染色体位置	转录本	核苷酸改变	氨基酸改变	杂合性	ACMG致病等级	变异来源	疾病	遗传模式
KIF1C	exon7	chr17:4905828	NM_006612.6	c.499C>T	p.R167W	纯合	临床意义未明	父源和母源	常染色体隐性痉挛性共济失调 2 型	AR

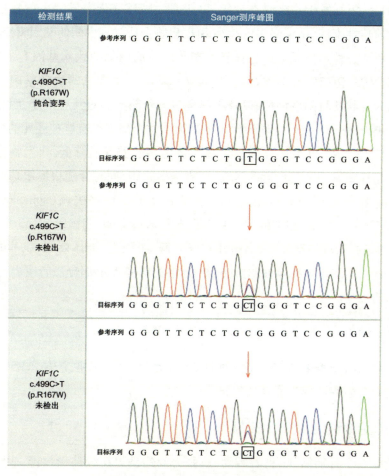

图 9-1 患者及父母基因检测结果

三、诊断与鉴别诊断

本例患者为青年男性,父母近亲结婚,无家族病史。患者查体可见双下肢腱反射活跃、剪刀样步态,病变定位于锥体系;同时患者四肢肌张力增高、双眼水平细小震颤、双上肢摆臂连带运动减少、双上肢姿势性震颤、左上肢静止性震颤,定位于锥体外系。定性诊断中,患者病程较长,存在父母近亲结婚,提示神经变性及遗传性疾病可能性较大,同时也需要排除其他遗传性代谢性病变。最终,经患者及其父母全基因组检测确诊为 HSP 58 型。

在鉴别诊断方面,本例 HSP 患者帕金森症状突出,同时对左旋多巴反应较好,需要同其他类型的多巴胺反应性疾病进行鉴别,主要包括以下几种疾病。

① DRD：一组好发于儿童或青少年，以肌张力障碍或步态异常为首发症状的少见的遗传性疾病，由编码多巴胺和 BH_4 生物合成过程中酶的基因突变引起，呈常染色体显性遗传或常染色体隐性遗传。目前已知的致病基因有 *GCH-1*、*PCBD*、*PTPS*、*QDPR*、*TH*、*SPR*，其中 *GCH-1* 基因是最常见的致病基因。其临床特点为症状的昼间波动性，以及小剂量多巴胺能药物对其有快速、明显的疗效。② 原发性 PD：主要病理表现为中脑黑质致密部多巴胺能神经元的丢失和路易小体的形成。主要生化改变为纹状体区多巴胺递质降低，典型临床症状包括静止性震颤、肌强直、运动迟缓、姿势平衡障碍，同时伴随快速眼球运动障碍、疼痛、精神障碍等非运动症状。③ 脊髓小脑性共济失调（spinocerebellar ataxia，SCA）：一组高度遗传异质性疾病，包括多种亚型，我国以 SCA3 最常见。SCA3 的核心表现包括突眼、小脑性共济失调、肌强直、锥体束征、肌萎缩。目前尚无针对 SCA3 的特异性治疗方法，但相关研究提示部分患者受益于多巴胺能药物治疗。

四、治疗

入院后给予美多芭 125 mg（每日 3 次，餐前 1 h）、普拉克索 0.25 mg（每日 3 次）口服治疗，辅以运动康复指导。

五、治疗结果、随访及转归

治疗 6 个月后随访，患者震颤、肌张力及运动迟缓较前稍改善，病情无明显进展。

讨 论

HSP 是一组较罕见的具有显著临床和遗传学异质性的神经系统退行性疾病，可起病于婴儿期、儿童期、青春期和成年期等不同年龄段，患病率为 0.1/10 万~9.6/10 万，国内该病的患病率尚没有研究报道。HSP 发病年龄范围较广，从婴幼儿到 80 岁均可发病，病程亦长短不一。HSP 的遗传学模式包括常染色体显性、隐性和 X 连锁隐性三种遗传方式。其中以常染色体显性遗传最为常见。

/ **病例九** 以帕金森症状为表现的遗传性痉挛性截瘫 58 型 /

本例诊断为 HSP 58 型，其由 *KIF1C* 基因突变导致，临床罕见。本型于 2007 年首次报道，目前国内仅有零星报道。HSP 58 型的致病基因 *KIF1C* 定位于染色体 17p13.2，编码 1 103 个氨基酸。KIF1C 蛋白是一种广泛表达的运动蛋白，属于驱动蛋白-3 家族的成员，它含有一个靠近 N 端的马达结构域，具有分别与三磷酸腺苷（adenosine triphosphate，ATP）和微管相结合的位点，通过干扰 ATP 水解和微管结合致基于微管的运动蛋白功能障碍。本例患者在 *KIF1C* 基因的 7 号外显子区域发现未曾报道过的纯合 c.499C＞T 突变，将引起氨基酸 p.R167W 改变。但患者父母相同位点未见异常突变，患者为纯合突变，故考虑为新发变异，存在临床意义。

根据 HSP 诊断标准，其核心临床表现为进行性双下肢痉挛无力、双下肢锥体束征。随着研究深入，发现 HSP 不仅具有上述特点，还可以叠加其他神经系统或非神经系统异常症状，包括智力发育迟滞、构音障碍、吞咽障碍、癫痫发作、共济失调、周围神经病变、震颤、听觉障碍、白内障、视神经萎缩、色素性视网膜病变、皮肤病、胼胝体萎缩、脑白质病变和小脑萎缩等。既往文献报道累及锥体外系者，尤其是表现为以左旋多巴反应性的 PD 为首发表现者罕见，再次拓宽了本病的症状谱。

在临床实践中，当出现帕金森综合征合并锥体束受损的症状、体征时，需要考虑其他神经变性疾病。1954 年，有报道描述了 5 例青少年帕金森综合征合并上运动神经元受损症状和体征的病例，病理证实这些患者存在苍白球、黑质、豆状核和皮质脊髓束受损。目前认为这一表型的主要病因鉴别包括复杂性 HSP、早发型遗传相关的帕金森综合征、脑铁沉积病、遗传性代谢性疾病、SCA3 型和多系统萎缩。本例患者有帕金森样表现，但无明确认知功能障碍或精神障碍，头颅 MRI 未发现铁沉积，故考虑脑铁沉积病的可能性不大。本例患者对左旋多巴反应良好，病程中无任何自主神经功能损害证据，暂不考虑多系统萎缩。

由于 HSP 为进行性加重的一组遗传异质性神经疾病，大部分患者随着病程的进展最终丧失劳动能力，目前尚无有效的治疗方法可阻止或减慢该病的进程。主要的治疗方案是对症处理。建议定期规律进行物理治疗以维持和提高肌肉的力量和步态。同时根据患者下肢痉挛症状的程度，可考虑给予口服巴氯芬等药物降低肌张力，以改善活动能力。如口服治疗效果欠佳，可考虑持续硬膜内巴氯芬泵入、肉毒毒素治疗，有助于进一步改善双下肢痉挛症状。对于排尿障碍者,可行尿流动力学评估,并根据病情加用抗胆碱能药物及进行膀胱功能训练,以改善排尿情况。

总　结

当临床实践中出现锥体束受累的帕金森综合征患者时,即使患者对左旋多巴反应良好,也需要考虑复杂性 HSP 的诊断,在基因检测时应有所侧重,尽早为明确诊断与治疗提供依据。

【参考文献】

[1] WIJEMANNE S, JANKOVIC J. Dopa-responsive dystonia-clinical and genetic heterogeneity[J]. Nat Rev Neurol, 2015, 11(7): 414-424.

[2] MIRANDA J, CUBO E. Spinocerebellar ataxia type 3: response to levodopa infusion in two cases[J]. Neurol Sci, 2022, 43(5): 3423-3425.

[3] TREUNER K, BARLOW C. Ataxia-Telangiectasia[M]//PULST S-M. Genetics of Movement Disorders. San Diego: Academic Press, 2003: 195-203.

[4] MEYYAZHAGAN A, ORLACCHIO A. Hereditary spastic paraplegia: an update[J]. Int J Mol Sci, 2022, 23(3): 1697.

[5] FINK J K. Hereditary spastic paraplegia: clinico-pathologic features and emerging molecular mechanisms[J]. Acta Neuropathol, 2013, 126(3): 307-328.

[6] ENGMANN B, WAGNER A, STEINBERG H. Adolf von Strümpell: a key yet neglected protagonist of neurology[J]. J Neurol, 2012, 259(10): 2211-2220.

[7] FABER I, PEREIRA E R, MARTINEZ A R M, et al. Hereditary spastic paraplegia from 1880 to 2017: an historical review[J]. Arq Neuropsiquiatr, 2017, 75(11): 813-818.

[8] CABALLERO OTEYZA A, BATTALOĞLU E, OCEK L, et al. Motor protein mutations cause a new form of hereditary spastic paraplegia[J]. Neurology, 2014, 82(22): 2007-2016.

[9] BOUSLAM N, BOUHOUCHE A, BENOMAR A, et al. A novel locus for autosomal recessive spastic ataxia on chromosome 17p[J]. Hum Genet, 2007, 121(3-4): 413-420.

[10] GABRYCH D R, LAU V Z, NIWA S, et al. Going too far is the same as falling short: kinesin-3 family members in hereditary spastic paraplegia[J]. Front Cell Neurosci, 2019, 13: 419.

[11] 李争运,顾卫红,张瑾,等. 遗传性痉挛性共济失调2型一家系临床表型及基因突变分析[J]. 中国现代神经疾病杂志,2019,19(6):419-422.

[12] 姚莉,田沃土,曹立. 遗传性痉挛性截瘫诊断策略[J]. 中国神经精神疾病杂志,2023,49(2):112-119.

（程筱雨　蒋启明　毛成洁）

病例十

发热伴癫痫起病的树胶肿性神经梅毒

神经梅毒是梅毒螺旋体侵及神经系统造成损害而出现的一组临床综合征。既往认为神经梅毒发生在梅毒的晚期阶段,而目前研究表明梅毒螺旋体在初次感染后数天即可侵犯神经系统,神经梅毒可出现在梅毒发展的任何时期。树胶肿性神经梅毒是神经梅毒的罕见亚型,其临床症状主要为颅内高压及局灶性神经功能障碍,影像学表现易与颅内肿瘤相混淆,因而常被误诊。现报道1例以发热、癫痫起病,最终确诊为树胶肿性神经梅毒的患者,以提高临床医生对该病的认识,减少误诊误治。

临床资料

一、一般资料

患者男性,64岁,因"发热20余日,反复肢体抽搐1周"于2023年3月29日收入苏州大学附属第二医院神经内科。患者20余天前无明显诱因出现发热,体温最高达39.8 ℃,自行服用退热药、罗红霉素3天后症状无明显好转,后反复出现高热。患者1周前下午开始胡言乱语,答非所问,当晚出现发作性意识不清,双眼上翻,牙关紧闭,四肢抽搐,无大小便失禁,持续3 min。遂至复旦大学附属中山医院急诊就诊,行颅脑CT平扫示左顶叶占位伴周围水肿。急诊留观期间仍反复出现发作性意识不清伴肢体抽搐,诊断考虑症状性癫痫、中枢神经系统感染可能,予美罗培南抗炎,更昔洛韦抗病毒,丙戊酸钠、苯巴比妥钠、拉考沙胺控制癫痫发作,护胃、脱水降颅压等对症处理,症状有所好转,为求进一步诊治转入苏州大学附属第二医院神经内科。患者既往体健,否认冶游史,否认肝炎、结核等传染病史。全身皮肤黏膜无异常,心脏听诊律齐、无杂音,肺部听诊无异常。

查体:体温 36.3 ℃,神志清楚,言语流利,双侧瞳孔等大等圆,直径 2.5 mm,对光反射灵敏,四肢肌力 5 级,双侧腱反射对称存在,双侧 Babinski 征阴性。

二、辅助检查

入院后完善实验室检查,血常规、尿常规、粪常规、凝血全套、糖化血红蛋白、男性肿瘤全套检查未见明显异常。生化全套示肌酸激酶 503 U/L。输血前检查示梅毒特异性抗体(TPPA)检测阳性,快速血浆反应素试验(RPR)阳性,滴度 1∶2,抗 HIV 抗体阴性,丙肝病毒 IgG 抗体阴性。腰椎穿刺脑脊液检查示脑脊液压力 150 mmH$_2$O,无色透明,潘迪试验阳性,白细胞计数 437×10^6/L(正常值 $0 \sim 8 \times 10^6$/L),脑脊液单个核细胞 75%,多个核细胞 25%,墨汁染色阴性;脑脊液总蛋白 1 266 mg/L(正常值 150～450 mg/L),脑脊液白蛋白 625 mg/L(正常值 0～350 mg/L),脑脊液 IgG 311 mg/L、IgA 23.4 mg/L、IgM 24.5 mg/L,脑脊液糖定量 2.28 mmol/L、氯化物 121.4 mmol/L、腺苷脱氨酶 4 U/L;脑脊液 TPPA 阳性、RPR 阳性,滴度 1∶8。完善影像学检查,颅脑 CT 平扫示左顶叶占位伴周围水肿;颅脑 MRI 平扫示左顶叶侧脑室后角旁及胼胝体处 T1WI 低信号,T2WI、DWI、FLAIR 稍高信号结节状影,核心区坏死病灶,周围脑白质指状水肿,T1WI 增强扫描示结节状强化(图 10-1)。MMSE 28 分。

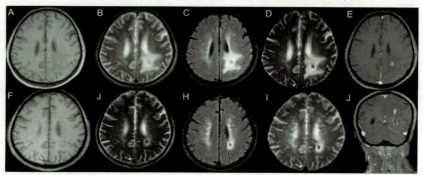

左侧侧脑室后角旁及胼胝体 T1WI 低信号,T2WI、FLAIR、DWI 稍高信号结节灶,核心区坏死病灶,周围明显指状水肿带,邻近组织受累较轻(A—D)。轴位(E)、冠状位(J)T1 增强扫描呈结节状强化。驱梅治疗 2 个月后复查 MRI 示异常信号灶减小,周围水肿明显减轻(F—I)。

图 10-1 患者确诊及治疗 2 个月后颅脑 MRI 表现

三、诊断与鉴别诊断

结合患者病史、梅毒血清学及脑脊液检查结果、影像学表现,定位诊断于顶叶皮层,定性诊断考虑感染性疾病,其次考虑肿瘤占位性病变。患者梅毒诊断明确,考虑颅内病变为树胶肿性神经梅毒。

在鉴别诊断方面,主要与其他具有占位效应的感染性颅内病变与非感染性疾病进行鉴别。对于前者,因患者有梅毒感染,不排除有不洁生活史,因此须与其他特殊感染,如 JC 病毒感染导致的进行性多灶性白质脑病进行鉴别,此类患者多为 HIV 感染者或有免疫功能缺陷或免疫抑制状态,可表现为头痛、精神行为异常、癫痫等,影像学表现多为皮质下白质广泛融合性病变,有时可累及幕下小脑纤维,腰椎穿刺脑脊液发现 JC 病毒为诊断"金标准"。在非感染性疾病方面,须与以下疾病鉴别:① 淋巴瘤/淋巴系统增殖性疾病,如淋巴瘤、EB 病毒感染相关的淋巴系统增殖性疾病,此类患者往往病情逐渐加重,外周血检查部分可见淋巴瘤相关提示性信息,如乳酸脱氢酶升高等。EB 病毒拷贝数增多在淋巴系统增殖性疾病中也十分常见。② 与其他颅内肿瘤,如转移瘤、高级别胶质瘤等进行鉴别,转移瘤患者多为小病灶、大水肿,且脑内病灶多为肺部、乳腺系统转移。高级别胶质瘤患者可见肿瘤内部环形强化,伴有坏死组织。但此类患者起病常常十分隐匿,不伴有发热等明显感染相关症状。

四、治疗

本例患者诊断明确后启动驱梅治疗,首先予泼尼松 0.5 mg/(kg·d)口服,预防吉海反应,后予青霉素 400 万 U(每 4 h 1 次)连续静滴 14 天,之后每周 1 次肌注苄星青霉素 240 万 U,持续 3 周。同时予甘露醇 100 mL(每日 2 次),甲钴胺 0.5 mg(每日 3 次)营养神经治疗。

五、治疗结果、随访及转归

治疗 2 周后(2023 年 4 月 13 日)复查腰椎穿刺脑脊液检查:潘迪试验阳性,白细胞计数 85×10^6/L,总蛋白 607 mg/L,RPR 阳性,定量 1∶4,TPPA 阳性。治疗 3 周后(2023 年 4 月 20 日)复查腰椎穿刺脑脊液检查:潘迪试验阳性,白细胞计数 26×10^6/L,总蛋白 558 mg/L,RPR 阳性,定量 1∶4,TPPA 阳性。患者脑脊液梅毒感染指标及症状好转,予以出院。2个月后复查头颅MRI见左侧侧脑室后角旁及胼胝体异常信号灶变小,周围水肿明显减轻(图10-1)。2023年6月14日复查脑脊液:潘迪试验阴性,白细胞计数 $11×10^6/L$,总蛋白483 mg/L,TPPA阳性,RPR阳性,定量1:4。2023年7月12日复查脑脊液:潘迪试验阴性,白细胞计数 $6×10^6/L$,总蛋白459 mg/L,TPPA阳性,RPR阳性,定量1:2。

讨 论

神经梅毒按照临床特点可分为五种亚型:无症状型神经梅毒,脑脊膜梅毒,脑膜血管梅毒,脑实质梅毒(麻痹性痴呆和脊髓痨)和树胶肿性神经梅毒。树胶肿性神经梅毒是其中最为罕见的类型,德拉格(Drago)等报道的286例神经梅毒患者中,树胶肿性神经梅毒仅占3.5%。本例报道的患者以发热伴癫痫发作为首发症状,结合患者病史,其癫痫的发作可能与发作前反复发热或长期梅毒感染导致颅内慢性炎症,从而使得神经元缺血缺氧,引起膜电位兴奋性增高有关。癫痫发作在树胶肿性神经梅毒患者中鲜有报道,既往回顾性分析中癫痫主要见于神经梅毒分型中的麻痹性痴呆,其次是脑脊膜梅毒及脑膜血管梅毒,树胶肿性神经梅毒少见。

树胶肿性神经梅毒病灶可出现在颅脑各处,但大部分位于脑灰质,以双侧大脑半球表浅部位受累多见。有研究表明,树胶肿性神经梅毒病灶常位于大脑凸面,病灶常为单发(占78.2%),部位以额、顶、颞等脑叶为主。目前认为树胶肿起源于蛛网膜和血管壁,由脑膜血管炎直接蔓延而来,因此常出现脑膜受累,导致脑膜增厚及周围炎症。

树胶肿性神经梅毒的病灶在CT平扫上主要表现为等密度或稍高密度,中心坏死区呈低密度灶,MRI平扫T1WI为低信号或等低混杂信号,T2WI高信号或高中低混杂信号,混杂信号与合并出血坏死及钙化有关;病灶周围肉芽组织新生毛细血管壁未发育成熟,导致增强扫描出现不规则环形或结节状强化。树胶肿性神经梅毒的影像学表现无明显特异性,常被误认为颅内肿瘤,尤其是胶质瘤。胶质瘤起源于胶质细胞,好发于额、顶、颞叶,尤其是深部脑白质区,呈浸润性生长,可跨过中线向对侧脑叶侵犯,与脑膜无明显关系。而起源于脑膜和血管的树胶肿性神经梅毒常靠近脑膜或出现脑膜受累,占位与脑膜以钝角相交,这一点可帮助鉴别二者。近年来,随着影像技术的发展,磁共振波谱(magnetic resonance spectroscopy,MRS)、磁共振灌注成像等技术可为树胶肿性神经梅毒的鉴别诊断提供线索。MRS 可通过观察 N-乙酰天门冬氨酸(N-acetyl aspartate,NAA)、肌酸(creatine,Cr)、丙氨酸(alanine,Ala)、胆碱(choline,Cho)、脂质(lipid,Lip)、乳酸(lactate,Lac)等指标,评估活体组织代谢和生化的变化情况。在肿瘤性病变如高级别胶质瘤、脑膜瘤及转移瘤中,NAA 和 Cr 峰显著下降,Cho 峰显著升高;脑膜瘤的 NAA 峰常缺乏,可伴 Ala 峰出现。而对于类似树胶肿性神经梅毒的炎性、感染性病变,结果主要为 Cr 峰、NAA 峰轻度下降,Cho 峰轻度增高,Lip、Lac 峰出现或高耸。Cho/Cr 和 Cho/NAA 是最常用的鉴别肿瘤及非肿瘤病变的指标,一般认为 Cho/Cr > 1.97、Cho/NAA > 1 常提示病变为肿瘤。

  误诊和漏诊是树胶肿性神经梅毒最为棘手的难题。近年来,随着 HIV 感染的增加及抗生素的广泛使用,早期及不典型神经梅毒占比越来越高,使得树胶肿性神经梅毒的诊断难度增加。实验室检查中的梅毒非特异性抗体检测对于诊断最为重要,国内外指南多将其列为诊断标准之一,但其结果易受共患病的影响,且易出现假阳性。梅毒抗体检测包括梅毒特异性抗体检测(TPPA、TPHA、FTA-ABS)和梅毒非特异性抗体检测(TRUST、RPR、VDRL)。梅毒非特异性抗体为现症感染标志,用于筛查、判断梅毒活动期和疗效监测;梅毒特异性抗体在感染后终身存在,可作为本病的确诊依据。脑脊液 VDRL 在无血液污染情况下,特异度可达 100%,阳性者可诊断为神经梅毒,但灵敏度差,阴性者无法排除。没有条件进行 VDRL 检测者可以用 RPR 或 TRUST 代替。FTA-ABS 具有较高的灵敏度(99%),但分子量小,可从血脑屏障进入脑脊液而造成假阳性,因而特异度不高,脑脊液 FTA-ABS 阴性可作为神经梅毒排除指标,无条件进行 FTA-ABS 检测者可以用 TPPA 代替。脑脊液白细胞及总蛋白水平升高可辅助诊断神经梅毒,并可作为评估神经梅毒患者预后的指标。既往研究表明,脑脊液中白细胞和总蛋白水平越高,患者预后越差。

  在治疗选择方面,青霉素是树胶肿性神经梅毒的首选治疗药物,青霉素过敏者可用头孢曲松替代治疗。出现神经功能障碍进行性加重或出现严重颅内高压甚至脑疝时,须手术切除以减缓颅内水肿。本病及时治疗预后较好,病变进展到晚期则不可逆,青霉素仅能延缓病情进展,经治疗后患者仍会遗留不同程度的神经系统后遗症。

总 结

当患者出现不明原因发热、头痛伴急性神经功能障碍表现如偏侧肢体或面部乏力、癫痫发作等症状,建议进行梅毒血清学及脑脊液检测筛查以减少神经梅毒的漏诊。既往确诊梅毒的患者出现神经系统症状,且影像学示颅内占位性病变时,临床医生应考虑到树胶肿性神经梅毒可能。青霉素为首选药物,治疗及时者多预后良好,影像学表现大多可逆。

【参考文献】

[1] GHANEM K G. Review: neurosyphilis: a historical perspective and review[J]. CNS Neurosci Ther, 2010, 16(5): e157 – e168.

[2] DRAGO F, MERLO G, CICCARESE G, et al. Changes in neurosyphilis presentation: a survey on 286 patients[J]. J Eur Acad Dermatol Venereol, 2016, 30(11): 1886 – 1900.

[3] FARGEN K M, ALVERNIA J E, LIN C S, et al. Cerebral syphilitic gummata: a case presentation and analysis of 156 reported cases[J]. Neurosurgery, 2009, 64(3): 568 – 576.

[4] 冯小云, 莫雪安, 覃华宏. 梅毒性脑动脉炎性脑梗死与动脉粥样硬化性脑梗死的临床对比分析[J]. 中华神经医学杂志, 2016, 15(7): 664 – 668.

[5] TSUBOI M, NISHIJIMA T, TERUYA K, et al. Cerebral syphilitic gumma within 5 months of syphilis in HIV-infected patient[J]. Emerg Infect Dis, 2016, 22(10): 1846 – 1848.

[6] SASAKI R, TANAKA N, OKAZAKI T, et al. Multiple cerebral syphilitic gummas mimicking brain tumor in a non-HIV-infected patient: a case report[J]. J Infect Chemother, 2019, 25(3): 208 – 211.

[7] DEVANAND N A, SUNDARARAJAN K. Gummatous neurosyphilis in an elderly patient in the Australian outback: a case report[J]. J Med Case Rep, 2021, 15(1): 552.

[8] 秦开宇, 闫铄, 伍文清, 等. 以癫痫发作为临床表现的神经梅毒患者的临床特征[J]. 中华实验和临床感染病杂志(电子版), 2019, 13(4): 348 – 351.

[9] ROPPER A H. Neurosyphilis[J]. N Engl J Med, 2019, 381(14): 1358 – 1363.

[10] GAO Z X, GOU Y, LIU X Q, et al. Advances in laboratory diagnostic methods for cerebrospinal fluid testing for neurosyphilis[J]. Front Public Health, 2022, 10: 1030480.

[11] 李操,王世界,唐光才.颅内梅毒树胶样肿的影像表现[J].中华放射学杂志,2016,50(10):798-799.

[12] 张丽芳,杨晓苏,王小宜.神经梅毒的磁共振成像表现[J].中华神经医学杂志,2008,7(2):184-186.

[13] CUI L Y, LIU J, ZHANG W J, et al. The application of MR spectroscopy and MR perfusion in cerebral syphilitic gumma: a case report[J]. Front Neurosci, 2020, 14:544802.

[14] SATYAPUTRA F, HENDRY S, BRADDICK M, et al. The laboratory diagnosis of syphilis[J]. J Clin Microbiol, 2021, 59(10): e0010021.

[15] XIANG T, LI G L, XIAO L, et al. Neuroimaging of six neurosyphilis cases mimicking viral encephalitis[J]. J Neurol Sci, 2013, 334(1-2):164-166.

(黄译腺　鲍吉利　叶雯露　熊康平　周旭平　罗蔚锋)

病例十一

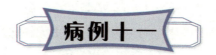

新型冠状病毒感染后以 Balint 综合征为首发表现的散发性克-雅病

克-雅病（Creutzfeldt-Jakob disease，CJD）是一种罕见的致死性神经系统变性疾病，其临床表现多种多样。巴林特（Balint）综合征是一种以眼球运动性失用、视觉性共济失调、同时性失认为主要表现的视空间障碍综合征，主要见于脑血管病及 AD 等神经系统退行性疾病，CJD 为其罕见病因。自 2019 年起，新型冠状病毒（SARS-CoV-2）感染相关的神经系统并发症相继出现，SARS-CoV-2 感染后 CJD 发病亦有报道，但十分少见。现报道 1 例 SARS-CoV-2 感染后以 Balint 综合征为首发表现的 CJD 患者，以提高医生对 CJD 不典型症状的认知。同时回顾国内外目前 SARS-CoV-2 感染导致 CJD 的文献，总结其临床特点。

临床资料

一、一般资料

患者男性，81 岁，因"行走不稳伴反应迟钝 1 月"于 2023 年 8 月 19 日收住苏州大学附属第二医院神经内科。患者 1 个月前逐渐出现行走不稳，自述上楼梯时常"抓空扶手、脚踩空"，伴反应迟钝，不能辨别熟悉物体，"找不到眼前的东西"。症状逐渐加重，家属诉患者目光呆滞，对答时"不看人"，并有阵发性胡言乱语，初起病时白天发作时长与次数较夜间多，后白天、夜间发作次数与时长无明显差别。无幻觉，无发热、头痛，无性格改变。后至我院门诊就诊，拟"认知功能障碍"收住入院。发病以来,患者精神欠佳,失眠,大小便正常,体重无明显变化。20 年前因外伤性硬膜外血肿行血肿抽吸术,体检发现心房颤动病史 2 周,规律口服利伐沙班 10 mg 抗凝治疗。患者 40 天前出现发热,自测 SARS-CoV-2 核酸抗原阳性。个人史及家族史无特殊。

查体:神志清楚,空间定向力障碍,计算力、记忆力下降,双侧瞳孔等大正圆,直径 2.5 mm,直接及间接对光反射灵敏,粗测视力正常,眼球活动减慢,未及眼震。双侧鼻唇沟对称,口齿清,额纹对称,伸舌居中,四肢肌力 5⁻级,肌张力稍增高,双侧腱反射稍活跃,深、浅感觉对称。左侧指鼻试验及双侧跟膝胫试验欠稳准,闭目难立征阳性。双侧病理征阴性,脑膜刺激征阴性。进一步检查发现,患者存在视觉性共济失调(嘱患者触碰叩诊锤头部或医生指尖,发现尽管患者可以看到,但难以触及,总是抓空);同时性失认(在患者面前摆放香蕉、纸巾、钥匙等物品令患者辨认,发现患者一次只能注意到一件物品而忽视其他物品);眼球运动性失用(双眼水平扫视及追踪运动减慢)。

二、辅助检查

入院后完善相关检查,血常规、生化全套、血氨、B 族维生素、输血前检查、甲功全套、同型半胱氨酸均未见异常。脑电图检查显示以额、颞部为主的较多中高幅慢波发放(图 11-1)。颅脑 MRI 平扫 DWI 序列显示双侧顶、枕、颞叶皮质高信号(图 11-2)。腰椎穿刺示脑脊液压力 100 mmH$_2$O,白细胞计数轻度增高(10×10^6/L),潘迪试验弱阳性,总蛋白定量 505 mg/L。血清和脑脊液的副肿瘤综合征自身抗体谱、自身免疫性脑炎谱检查均为阴性。脑脊液 14-3-3γ 蛋白结果为阳性,定量为 90 999.25 AU/mL(正常值 <10 000 AU/mL)(表 11-1)。

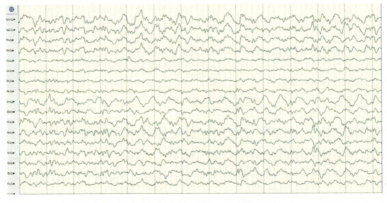

图 11-1　患者入院后第 3 天脑电图结果

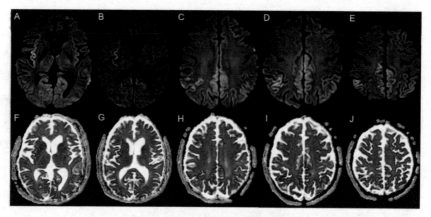

图 11-2 患者颅脑 MRI 表现

表 11-1 患者腰椎穿刺脑脊液检测结果

	检测指标	结果	正常值
常规	颜色	无色	无色
	透明度	透明	透明
	潘迪试验	弱阳性(±)	阴性
	红细胞计数	$0 \times 10^6/L$	$0 \times 10^6/L$
	白细胞计数	$10 \times 10^6/L$	$0 \sim 8 \times 10^6/L$
	墨汁染色	未找到隐球菌	未见
生化	脑脊液总蛋白	505 mg/L	150～450 mg/L
	腺苷脱氨酶	0 U/L	0～25 U/L
	脑脊液糖定量	3.42 mmol/L	2.50～4.50 mmol/L
	脑脊液氯化物	129.4 mmol/L	120～132 mmol/L
特异性蛋白自身免疫性脑炎谱	14-3-3γ 蛋白	90 999.25 AU/mL	<10 000 AU/mL
	抗谷氨酸受体(NMDA 型)抗体 IgG	阴性	阴性
	抗谷氨酸受体(AMPA1 型)抗体 IgG	阴性	阴性
	抗谷氨酸受体(AMPA2 型)抗体 IgG	阴性	阴性
	抗 GABA B 受体抗体 IgG	阴性	阴性
	抗富亮氨酸胶质瘤失活蛋白(LGI1)抗体 IgG	阴性	阴性
	抗接触蛋白关联蛋白 2(CASPR2)抗体 IgG	阴性	阴性
	抗二肽基肽酶 6(DPPX)抗体 IgG	阴性	阴性
	抗谷氨酸脱羧酶(GAD65)抗体 IgG	阴性	阴性
副肿瘤综合征 14 项自身抗体谱		阴性	阴性

三、诊断与鉴别诊断

患者的临床表现为视觉性共济失调、眼球运动性失用和同时性失认,符合 Balint 综合征;随后快速进展为痴呆、小脑受累及肌阵挛;颅脑 MRI 平扫 DWI 序列显示双侧顶、枕、颞叶皮质高信号,呈"缎带征"表现;入院后脑电图表现为额、颞叶为主的较多中高幅慢波发放;脑脊液 14-3-3γ 蛋白检测阳性。根据我国 2021 年 CJD 诊断指南的标准,该患者的诊断很可能为 Heidenhain 变异型散发性克-雅病(sCJD)。

患者的鉴别诊断主要围绕快速进展性痴呆(rapidly progressive dementia, RPD)展开,按照 VITAMINS 原则,RPD 的鉴别诊断包括以下几类疾病。① V(vascular):各种类型的血管性痴呆;② I(infection):梅毒、艾滋病、病毒性脑炎、进行性多灶性白质脑病;T(toxic-metabolic):韦尼克脑病、慢性酒精中毒、CO 中毒后迟发脑病、获得性肝脑变性;A(autoimmune):自身免疫性脑炎、副肿瘤综合征、桥本脑病;M(metastases/neoplasm):中枢神经系统淋巴瘤、转移瘤;I(iatrogenic):放射性脑病、甲氨蝶呤中毒性脑病、正常压力性脑积水;N(neurodegenerative):AD、路易体痴呆、额颞叶痴呆;S(systemic):狼疮脑病、甲状腺功能低下。

四、治疗

患者入院后第 5 天出现躯干及肢体肌阵挛;入院后第 8 天出现随地大小便等精神行为异常表现,行走呈宽基步态,四肢肌张力增高,腱反射亢进;入院后第 12 天上述症状加重,生活无法自理。患者 CJD 确诊后进行对症治疗,予奥氮平 2.5 mg(每晚 1 次)改善精神症状,多奈哌齐 5 mg(每晚 1 次)改善认知,效果欠佳,家属要求出院。

五、随访与预后

出院 20 天后电话随访,家属诉患者出现无动性缄默及呼吸困难,最终因呼吸衰竭于 2023 年 9 月 14 日死亡。

/ 病例十一　新型冠状病毒感染后以 Balint 综合征为首发表现的散发性克-雅病 /

讨　论

CJD 是一种以脑海绵状变性为主要病理特征的罕见致死性神经系统变性疾病，主要为一侧或双侧大脑皮质、纹状体及脊髓受累，因此又称为皮质-纹状体-脊髓变性。CJD 可分为散发型（sCJD）、遗传型（gCJD）、医源型（iCJD）与变异型（vCJD），其中 sCJD 最为常见，约占总病例的 85%。

本例患者以 Balint 综合征为首发表现，后逐渐出现认知功能减退、小脑症状、肌阵挛等表现，符合 Heidenhain 变异型 sCJD 诊断。Heidenhain 变异型 sCJD 是以孤立性视觉症状为首发表现的 CJD 亚型，以视力模糊、复视为最常见的早期症状，因此常于眼科初诊，因早期症状的不典型而易漏诊，随着病情进展可出现复杂视幻觉及皮质盲，以及典型 CJD 表现。常出现后皮质萎缩，神经影像学可表现为一侧或双侧顶、枕叶皮质萎缩伴代谢受损，病理活检提示枕区出现朊蛋白早期沉积，而初级视觉皮质功能保留。

Balint 综合征是以视觉性共济失调、眼球运动性失用、同时性失认为三大主征的视觉感知障碍综合征，临床上较为少见，因而临床医生对其认识不足，难以识别。关于 Balint 综合征三主征的描述及检查方法如下：① 眼球运动性失用。令患者注视医生指尖及叩诊锤，移动手指或叩诊锤后患者无法跟随转移视线，而以头部转动代替眼球运动。患者前庭眼反射正常，甩头试验可观察到患者出现扫视运动。② 视觉性共济失调。患者视力及运动能力正常，但无法在视觉引导下取得物体，出现反复抓空表现。但可在听觉或本体感觉引导下找到目标物体，如通过手机铃声可拿到手机，通过本体感觉摸到身体特定部位等。③ 同时性失认。将复杂的图片或多个常见物品如香蕉、钥匙、纸巾等放在患者面前令患者辨认，患者仅能注意到单一个体，而无法同时识别整体图像或多个物体。本例患者及家属难以准确描述症状，但从"找不到眼前物品、脚踩空、交流不看人"等描述中可察觉到端倪。Balint 综合征主要见于脑梗死、脑肿瘤及神经系统退行性疾病，发生在 CJD 中的情况罕见。里瓦斯（Rivas）等报道的 1 例 Balint 综合征患者影像学检测 ^{18}F-FDG PET/MRI 序列示后部皮质代谢受损，以顶、枕区最为显著，提示 Balint 综合征与顶、枕叶皮质受损有关。本例患者颅脑 MRI 平扫 DWI 序列提示双侧顶、枕、颞叶不对称高信号影与之符合。

本例患者在发病前10天左右出现SARS-CoV-2感染。发病与感染时间上相近，提示SARS-CoV-2感染与CJD之间可能存在因果关联。通过检索2020年至今的国内外文献，共搜索到8篇（8例）有关SARS-CoV-2感染后CJD的研究（表11-2）。8例患者中位生存时间为4个月（范围为2~15个月），短于指南提示的我国sCJD总中位生存时间（6~8个月），提示SARS-CoV-2感染后CJD患者病情进展更为迅速，病程更短。研究发现SARS-CoV-2感染可以促进一些错误折叠的病理性蛋白质进行"朊病毒样"细胞间播种，导致CJD、PD、AD等神经系统退行性疾病进展加速。此外，SARS-CoV-2的刺突蛋白可与朊病毒等淀粉样蛋白结合，导致蛋白聚集，引起朊蛋白在脑内沉积，诱发疾病。

/ 病例十一　新型冠状病毒感染后以 Balint 综合征为首发表现的散发性克-雅病 /

表 11-2　SARS-CoV-2 感染导致 CJD 相关国内外文献一览表

报道时间	病例数	性别	年龄	SARS-CoV-2 感染至发病时间	首发症状	生存期	脑电图检查	脑脊液检查	影像学表现
2020年6月	1	男	60岁	2周	记忆力下降,行动迟缓	2个月	左侧 1.5 Hz 偏侧周期性放电(LP-DS)	RT-QuIC 阴性,Tau 总蛋白水平增加,14-3-3γ 蛋白阳性	左大脑半球前额后顶部/岛叶/扣带回/胼胝体压部后皮质 DWI、FLAIR 不对称高信号影,左侧显著
2021年2月	1	女	72岁	2周	认知功能受损,不辨家人、刻板性言语	2个月以上	弥漫性周期性尖慢复合波(PSWC)	未行特异性标志物检测	双侧顶叶后部/顶枕叶部分左额叶皮质高信号
2021年6月	1	男	75岁	SARS-CoV-2 感染急性期发病	精神症状(易激惹、自杀意念)、意识障碍	4个月	广泛周期性放电(GPDS)	RT-QuIC 阴性,Tau 总蛋白水平增加,14-3-3γ 蛋白阳性	皮质/纹状体弥漫性 FLAIR 高信号
2021年10月	1	女	60岁	确诊 CJD 后 1 个月感染 SARS-CoV-2	认知功能障碍(记忆力下降、时空定向障碍)、共济失调、运动迟缓	2个月(感染后 1月余)	1~2 Hz 弥漫性周期性双相或三相波	RT-QuIC 阴性,Tau 总蛋白水平增加,14-3-3γ 蛋白阳性,Aβ 蛋白水平增加	双侧额叶/顶叶/小脑/扣带回皮质/尾状核/丘脑 DWI 高信号
2022年3月	1	男	40岁	2个月	眼前黑影、胶晕、失读、平衡障碍	12个月以上	弥漫性周期性尖慢复合波(PSWC)	RT-QuIC 阴性,Tau 总蛋白水平增加	右额额叶/左额顶叶/双侧枕叶皮质/双侧纹状体 FLAIR、DWI 高信号

89

续表

报道时间	病例数	性别	年龄	SARS-CoV-2 感染至发病时间	首发症状	生存期	脑电图检查	脑脊液检查	影像学表现
2022年9月	1	女	73岁	1个月	认知功能障碍（近事记忆力减退）、注意力下降、抑郁障碍、尿失禁、步态不稳	3个月	双侧对称中度弥漫性慢波	14-3-3γ蛋白阳性	尾状核/壳核/丘脑前部灰质核团FLAIR异常高信号
2022年11月	1	女	71岁	1个月内	精神症状（抑郁、睡眠障碍）	15个月以上	右额颞部周期性尖慢复合波（PSWC）	RT-QuIC阳性	双侧额、顶、颞、岛叶DWI、FLAIR皮质高信号，"缎带征"表现
2023年7月	1	男	70岁	数周	焦虑状态（厌食、焦虑引起的呼吸困难）	5个月	右额颞区病性放电灶，1 Hz周歇性慢波	RT-QuIC阳性、Tau总蛋白水平增加、14-3-3γ蛋白阳性	双侧大脑半球皮质/尾状核FLAIR、DWI高信号，右侧显著

/ 病例十一　新型冠状病毒感染后以 Balint 综合征为首发表现的散发性克-雅病 /

　　CJD 的辅助检查包括影像学检查、脑电图、脑脊液特异性标志物检测、脑组织病理活检。脑电图出现特征性的周期性尖慢复合波(PSWC)是重要诊断标准之一，典型的 CJD 患者脑电图表现为周期性尖慢复合波，是在广泛低幅慢波背景下的三相波/双相波/棘慢波的复合体，主要出现在疾病晚期，与肌阵挛无关。其在疾病诊断中具有 64% 的灵敏度和 91% 的特异度。脑电图随着疾病进展而动态变化，疾病早期，皮质受累较轻时可仅表现为非特异性弥漫性慢波异常、额区间断节律性 δ 活动（FIRDA）或单侧的周期性尖慢复合波；病程中晚期，双侧半球皮质出现广泛海绵状变性，脑电图逐渐表现出特征性双侧尖慢复合波表现，并且随着病情进展，周期性更加严格，各波间隔逐渐延长，波幅逐渐下降；疾病晚期，整个大脑皮质受累，出现持续性脑电抑制。因此，应对此类患者进行长时程脑电检测或反复多次的脑电图检查。尖慢复合波出现常发生在起病 3 个月后，因此脑电图对于本病的早期诊断价值有限。本例患者入院后 3 天行脑电图检查，主要表现为非特异性中高幅慢波，考虑与患者处于疾病发展较早期有关，遗憾的是，由于患者病情进展较快，未能进行脑电图及影像学的进一步复查。颅脑 MRI 平扫对于疾病早期诊断具有重要意义，最早可在起病 3 周出现 DWI 序列高信号。CJD 最常见的 MRI 征象为皮质和基底节区受累，可伴有小脑萎缩，皮质受累可表现为"缎带征"，即在 DWI 序列上显示一侧或双侧大脑皮质条带状高信号，常伴有中央前回回避现象，即病变不累及中央沟区域，不典型征象如"双曲棍球征"（病变局限于双侧丘脑枕部及丘脑背内侧核）。脑脊液 14-3-3γ 蛋白是 CJD 的常规生物标志物，是反映神经元快速破坏的指标，其浓度随着病程进展而增加，其阳性对于经典 sCJD 诊断的灵敏度可达 92%~96%，指南将其列为 CJD 诊断的常规脑脊液标志物。RT-QuIC 对于 CJD 的诊断和鉴别诊断具有重要意义。尽管特征性 MRI 和脑电图表现及 14-3-3γ 蛋白、Tau 蛋白等脑脊液特异性指标阳性都提示 CJD，但目前仍没有任何一种检查方法可作为完全灵敏和特异的"金标准"，CJD 的诊断仍需要结合患者临床症状、脑电图、影像学表现及脑脊液检测等综合分析。

总　结

对于临床表现为视觉性共济失调、眼球运动性失用、同时性失认的患者,要注意 Balint 综合征的识别。当患者以视觉症状为首发表现,后出现快速进展性认知功能障碍伴肌阵挛、锥体系症状、锥体外系症状、小脑受累及神经精神症状时,要考虑到 CJD 的可能。此外,前驱 SARS-CoV-2 感染后出现快速进展性痴呆的患者,要加强包括 CJD 在内的相关疾病的鉴别。

【参考文献】

［1］ ANCES B M, ELLENBOGEN J M, HERMAN S T, et al. Balint syndrome due to Creutzfeldt-Jakob disease［J］. Neurology, 2004, 63(2):395.

［2］ BERNARDINI A, GIGLI G L, JANES F, et al. Creutzfeldt-Jakob disease after COVID-19: infection-induced prion protein misfolding? A case report［J］. Prion, 2022, 16(1):78–83.

［3］ FRAGOSO D C, GONÇALVES FILHO A L, PACHECO F T, et al. Imaging of Creutzfeldt-Jakob disease: imaging patterns and their differential diagnosis［J］. Radiographics, 2017, 37(1):234–257.

［4］ HSU J L, CHEN W H, CHIU H C. Cortical sensory loss in a patient with posterior cortical atrophy: a case report［J］. Neurocase, 2004, 10(1):48–51.

［5］ RODRÍGUEZ-RIVAS R, MARCÍN-SIERRA M, CARDEÑA-ARREDONDO C. Teaching video neuroimages: posterior cortical atrophy presenting with Balint syndrome［J］. Neurology, 2021, 96(9): e1389–e1390.

［6］ YOUNG M J, O'HARE M, MATIELLO M, et al. Creutzfeldt-Jakob disease in a man with COVID-19: SARS-CoV-2-accelerated neurodegeneration?［J］. Brain Behav Immun, 2020, 89: 601–603.

［7］ NASIRI E, NASERI A, YAZDCHI M, et al. Is there a link between COVID-19 and Creutzfeldt-Jakob disease? A case report［J］. J Res Clin Med, 2021, 9(1):26.

［8］ PIMENTEL G A, GUIMARÃES T G, SILVA G D, et al. Case report: neurodegenerative diseases after severe acute respiratory syndrome coronavirus 2 infection, a report of three cases: Creutzfeldt-Jakob disease, rapidly progressive Alzheimer's disease, and frontotemporal dementia［J］. Front Neurol, 2022, 13:731369.

[9] CIOLAC D, RACILA R, DUARTE C, et al. Clinical and radiological deterioration in a case of Creutzfeldt-Jakob disease following SARS-CoV-2 infection: hints to accelerated age-dependent neurodegeneration[J]. Biomedicines, 2021, 9(11): 1730.

[10] ALLOUSH T K, ALLOUSH A T, ABDELAZEEM Y, et al. Creutzfeldt-Jakob disease in a post-COVID-19 patient: did SARS-CoV-2 accelerate the neurodegeneration？[J]. Egypt J Neurol Psychiatr Neurosurg, 2023, 59(1): 69.

[11] LECCESE D, CORNACCHINI S, NACMIAS B, et al. Creutzfeldt-Jakob disease in a patient with previous COVID-19 infection: "the virus caused the derangement in my brain"[J]. J Alzheimers Dis Rep, 2023, 7(1): 129-134.

[12] YONG C S K, MANIAM E J, CHANG C W L, et al. Case report: Creutzfeldt-Jakob disease presenting with anxiety symptoms in a COVID-19 post-infection patient[J]. Front Neurol, 2023, 14: 1239576.

[13] 中华医学会神经病学分会神经感染性疾病与脑脊液细胞学学组. 克-雅病中国诊断指南2021[J]. 中华神经科杂志, 2022, 55(11): 1215-1224.

[14] WATSON N, BRANDEL J P, GREEN A, et al. The importance of ongoing international surveillance for Creutzfeldt-Jakob disease[J]. Nat Rev Neurol, 2021, 17(6): 362-379.

[15] HARA H, CHIDA J, UCHIYAMA K, et al. Neurotropic influenza A virus infection causes prion protein misfolding into infectious prions in neuroblastoma cells[J]. Sci Rep, 2021, 11(1): 10109.

[16] LIU S, HOSSINGER A, HEUMÜLLER S E, et al. Highly efficient intercellular spreading of protein misfolding mediated by viral ligand-receptor interactions[J]. Nat Commun, 2021, 12(1): 5739.

[17] IDREES D, KUMAR V. SARS-CoV-2 spike protein interactions with amyloidogenic proteins: potential clues to neurodegeneration[J]. Biochem Biophys Res Commun, 2021, 554: 94-98.

[18] WIESER H G, SCHINDLER K, ZUMSTEG D. EEG in Creutzfeldt-Jakob disease[J]. Clin Neurophysiol, 2006, 117(5): 935-951.

（叶雯露　庄圣　徐加平　李洁　黄译腺）

病例十二

他汀类药物相关的抗 HMGCR 抗体阳性免疫介导的坏死性肌病

免疫介导的坏死性肌病(immune-mediated necrotizing myopathy，IMNM)包括抗 3-羟基-3-甲基戊二酰辅酶 A 还原酶(3-hydroxy-3-methylglutaryl coenzyme A reductase，HMGCR)抗体阳性 IMNM、抗信号识别颗粒(signal recognition particle，SRP)抗体阳性 IMNM 及抗体阴性 IMNM。其中抗 HMGCR 抗体阳性 IMNM 与他汀类药物密切相关。IMNM 主要表现为进行性加重的近端肢体无力伴血肌酸激酶显著升高,血特异性抗体和肌活检可确诊。治疗主要以类固醇激素及免疫抑制剂为主,以减轻自身免疫介导的肌肉损伤。早期诊断及治疗对恢复 IMNM 患者肌力、降低致残率非常重要。现报道 1 例他汀类药物相关的抗 HMGCR 抗体阳性 IMNM 病例资料,以期提高临床医生对本病的认识。

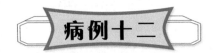

一、一般资料

患者女性,75 岁,因"双下肢乏力 1 年,加重 2 月"入院。患者 1 年前出现双下肢乏力,主要表现为上楼梯困难,尚可平地行走,无肢体麻木,无肌肉疼痛。于外院就诊,考虑腰椎间盘突出,予非甾体抗炎药口服。自觉症状无明显好转。2 个月前症状加重,难以独立平地行走,且症状发展至上肢,抬手、梳头等动作困难。外院查肌酸激酶 11 516 U/L,诊断考虑肌病。后转至苏州大学附属第二医院门诊就诊。患者自发病以来,神志清楚,精神可,无吞咽困难,无饮水呛咳,食纳可,睡眠可,大小便正常。既往甲状腺功能减退病史,口服优甲乐 50 μg(每日 1 次)。有冠状动脉心肌桥病史,口服阿司匹林 100 mg(每日 1 次)、瑞舒伐他汀 10 mg(每晚 1 次)2 年,因半个月前住院查出肌酸激酶升高停用瑞舒伐他汀。

查体:心、肺、腹查体无异常。神志清楚,口齿清。双侧瞳孔等大等圆,直径 2.5 mm,直接及间接对光反射灵敏,眼球各向运动灵活,未见眼震。双侧面部浅感觉对称,双侧角膜反射正常引出,双侧咀嚼对称有力,无颞肌、咬肌萎缩。双侧额纹及鼻唇沟对称,闭眼 5 级。双侧咽反射对称存在,伸舌居中。屈颈 4 级,上肢平举 4 级,屈肘 4 级、伸肘 4 级,屈腕 5 级、伸腕 5 级,屈指 5 级、伸指 5 级,屈髋 2 级、伸髋 2 级,大腿内收、外展 2 级,伸膝 2 级、屈膝 2 级,足背屈 5 级、跖屈 5 级,趾背屈 5 级、跖屈 5 级。四肢腱反射对称引出,双侧掌颌反射阴性,双侧 Hoffmann 征、Babinski 征阴性,深、浅感觉正常,四肢肌张力正常,叩击肌肉未见肌球。

二、辅助检查

入院检查血常规、肾功能、同型半胱氨酸、输血前检查(乙肝五项、梅毒螺旋体、HIV)、抗心磷脂抗体、体液免疫(Ig + 补体)、ANCA、免疫固定电泳、血游离轻链未见异常。自身抗体初筛示抗核抗体弱阳性,主要核型染色形态为均质型;主要核型滴度为 1∶100(正常值 <1∶100)。总胆固醇 8.84 mmol/L(正常值 0~5.69 mmol/L),甘油三酯 1.92 mmol/L(正常值 0.30~1.70 mmol/L),低密度脂蛋白 5.73 mmol/L(正常值 0.20~3.10 mmol/L),极低密度脂蛋白 0.99 mmol/L(正常值 0~0.78 mmol/L)。甲状腺功能三项示 TSH 11.282 mIU/L(正常值 0.560~5.910 mIU/L),游离三碘甲状腺原氨酸(FT_3)4.73 pmol/L(正常值 3.30~6.48 pmol/L),游离甲状腺素(FT_4)8.64 pmol/L(正常值 7.59~16.09 pmol/L)。肌酸激酶 12 961 U/L(正常值 26~140 U/L);肌酸激酶同工酶 >300 ng/mL(正常值 <3.61 ng/mL);肌红蛋白 1 023 ng/mL(正常值 28~72 ng/mL);肌钙蛋白 T 209 ng/mL(正常值 0~30 ng/mL);乳酸脱氢酶 2 078 U/L(正常值 109~245 U/L);丙氨酸氨基转移酶 348 U/L(正常值 4~43 U/L);天冬氨酸氨基转移酶 243 U/L(正常值 7~38 U/L);血肌炎特异性抗体示抗 HMGCR 抗体阳性。

心电图检查示正常心电图。24 h 动态心电图示窦性心律；偶发性房性早搏；偶发性室性早搏；心率变异性降低。头颅 MRI + 常规 MRA 示脑白质少许异常信号灶，考虑缺血性改变；颅脑 TOF-MRA 未见明显异常。心脏彩超示室间隔膜部瘤；左房内径增大；主动脉瓣钙化伴轻微关闭不全；左室舒张延缓。肺功能检查未见明显异常。肌电图示上下肢肌肉肌源性损害表现（表 12-1）。MRI 双大腿扫描范围内，收肌肌群、股外侧肌及周围皮下软组织异常水肿，考虑炎性改变可能；双小腿扫描范围内，周围皮下软组织异常水肿，伴双侧深筋膜间隙及右侧腓肠肌与比目鱼肌间隙少量积液（图 12-1）。

表 12-1 患者肌电图检查结果

肌肉名称	插入电位 活动性	自发电位			MUP			募集
		纤颤	正锐	束颤	其他	时限/ms	波幅/μV	多相	形态	

肌肉名称	活动性	纤颤	正锐	束颤	其他	时限/ms	波幅/μV	多相	形态	募集
左肱桡肌	-	1+	-	-	肌强直	-	-	-	MUP偏窄小	早募
左股四头肌外侧头	-	1+	1+	-	肌强直	-	-	-	MUP偏窄小	早募
左胫前肌	-	1+	1+	-	-	-	-	-	MUP偏窄小	早募

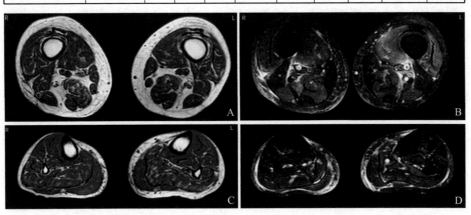

A：T1 加权成像（大腿）；B：T2 脂肪抑制像（SPAIR）（大腿）；C：T1 加权成像（小腿）；D：T2 脂肪抑制像（SPAIR）（小腿）。

图 12-1 患者下肢肌肉 MRI 结果

患者入院后进行肌肉活检，于右侧股四头肌取 0.5 cm×0.2 cm 大小的肌肉 2 块、0.1 cm×0.1 cm 大小的肌肉 1 块。光镜下见肌纤维轻度大小不等，少数肌纤维轻度萎缩,少数肌纤维变性坏死,局灶肌束膜炎症细胞聚集(图12-2左,HE 染色)。免疫组化:Dysferlin 肌纤维肌膜和胞质阳性,主要组织相容复合体1(major histocompatibility complex-1,MHC-1)部分肌纤维膜弱阳性(图12-2 右),CD8 见个别阳性细胞,CD20 见个别阳性细胞,CD68 见多个小灶阳性细胞,符合肌源性损害,考虑特发性炎性肌病。

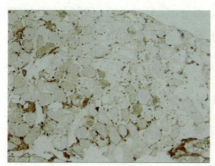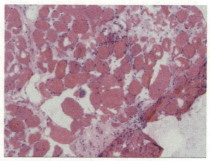

图12-2　患者右侧股四头肌活检结果

三、诊断与鉴别诊断

定位诊断:患者为老年女性,慢性病程,进行性加重。主要表现为双下肢乏力,查体见四肢肌力下降,近端明显,双下肢腱反射减弱,双侧病理征阴性。肌酸激酶显著升高,肌电图提示肌源性损害,故定位诊断于肌肉系统。

定性诊断:肌肉 MRI 提示肌肉及周围皮下组织异常水肿,考虑炎性改变可能;肌肉活检考虑特发性炎性肌病,故定性诊断为炎症。结合患者抗 HMGCR 抗体阳性,且既往有长期服用他汀类药物病史,诊断为抗 HMGCR 抗体阳性 IMNM。

鉴别诊断:需要与多发性肌炎、横纹肌溶解等肌病鉴别。多发性肌炎首发症状通常为四肢近端无力,常伴有关肌肉痛。活检所见主要为肌纤维变性、坏死、萎缩、再生和 $CD8^+$ T 淋巴细胞浸润,多分布于肌内膜,也可位于肌束膜和血管周围,且可见活化的炎症细胞侵入非坏死肌纤维。横纹肌溶解常有过度运动、肌肉长时间受挤压、药物或毒素接触等诱因,典型的临床表现为肌痛、肌无力、浓茶色尿,可有电解质紊乱。小便中可检出肌球蛋白。肌肉活检可无明显异常,也可见散在坏死、再生肌纤维,可有破碎红纤维,细胞核及肌肉纹理减少。对于年轻患者,还需要与肌营养不良鉴别,后者主要通过基因检测确诊。

四、治疗

确诊后给予患者人免疫球蛋白 0.4 g/(kg·d)静滴 5 天,后序贯甲泼尼龙 500 mg/d 静滴,每 3 天减半,逐渐减量至强的松 60 mg(每日 1 次)口服维持 2 个月后逐渐减停。2 个月后开始使用吗替麦考酚酯 0.25 g(每日 2 次),使用 2 周后复查血常规未见明显异常,加量至 0.5 g(每日 2 次)。停用他汀类药物,改为前蛋白转换酶枯草溶菌素 9(proprotein convertase subtilisin/kexin 9, PCSK 9)抑制剂依洛尤单抗降脂治疗。

五、随访与转归

患者出院 3 个月后随访,肌酸激酶降至 442 U/L,双下肢肌力恢复至 4 级,可借助拐杖行走。至今症状无加重。

讨 论

特发性炎性肌病(idiopathic inflammatory myopathy, IIM)是一组以进行性肢体无力为主要表现的异质性自身免疫性疾病,主要包括皮肌炎、抗合成酶综合征、IMNM、多发性肌炎、包涵体肌炎和重叠性肌炎等亚型。根据血清抗体的不同,IMNM 包括抗 SRP 抗体阳性 IMNM、抗 HMGCR 抗体阳性 IMNM 和血清阴性 IMNM。其中抗 HMGCR 抗体阳性 IMNM 占 IIM 的 6%～10%,更多见于 50 岁以上的老年女性。

HMGCR 是胆固醇合成过程中的重要限速酶。2010 年,一项研究在 16 例 IMNM 患者的血清中发现了一种针对 200 kd/100 kd 蛋白的新抗体,在 12 例年龄大于 50 岁的患者中,10 例(83%)有他汀类药物使用史。后续研究发现 HMGCR 就是 100 kd 蛋白,故将该抗体命名为抗 HMGCR 抗体。有研究表明,HMG-CoA 还原酶在大多数组织中表达较低,但当肌肉和其他类型的细胞暴露于他汀类药物时,其表达明显增加。且再生的肌细胞仍表达高水平的 HMGCR,因此即使停用他汀类药物,抗 HMGCR 抗体仍会产生。遗传易感性在他汀类药物相关的 IMNM 中也发挥了作用。导致自限性他汀类肌病的最常见遗传因素是 rs4149056 C 等位基因。一项研究报道,在每天服用 80 mg 辛伐他汀的患者中，高达60%的他汀类肌病患者可归因于rs4149056 C等位基因的突变。抗HMGCR抗体阳性IMNM患者的他汀类药物暴露率在15%~65%，这可能和人种及年龄有关。有研究表明，无他汀类药物暴露的患者与有他汀类药物暴露的患者在肌痛、肌无力、吞咽困难及肌酸激酶水平上未发现差异有统计学意义，但无他汀类药物暴露史的患者年龄较轻，免疫抑制治疗效果较差。

IMNM最常见的表现为对称的近端肢体肌无力，以下肢为主，部分患者可能出现肌痛、吞咽困难、呼吸困难和轻度间质性肺炎等。实验室检查可见肌酸激酶显著升高。肌电图主要表现为肌源性损害。影像学检查可见弥漫或不均一的肌肉水肿、肌肉萎缩、脂肪替代及筋膜水肿，但MRI对于IMNM的诊断无特异性，主要用于评估肌肉受累范围、程度及定位肌肉活检的取材部位。对于临床表现典型且肌酸激酶显著升高的患者，血清HMGCR抗体或SRP抗体阳性时可诊断IMNM。特异性抗体阴性的患者需要依赖肌肉活检。根据肌病严重程度的不同，肌肉病理可见不同程度的肌纤维坏死及再生肌纤维、脂肪替代。坏死肌纤维周围及肌内膜可见到巨噬细胞，可见吞噬现象，肌内膜及肌束膜很少或无淋巴细胞浸润。应用免疫组织化学染色时，可以观察到MHC-1在肌纤维细胞膜中表达和攻膜复合物(membrane attack complex，MAC)沉积，这些沉积可能更常见于抗HMGCR抗体阳性IMNM。

IMNM的治疗包括糖皮质激素、人免疫球蛋白及免疫抑制剂等。迄今为止并没有大型随机对照研究发表。对于有他汀类药物暴露的IMNM患者，应首先停用他汀类药物。口服或静脉应用糖皮质激素是IMNM的一线治疗方案。但单用糖皮质激素起效较慢，且应用时间较长，症状易复发，因此建议加用免疫抑制剂。静脉注射人免疫球蛋白也被欧洲神经肌肉中心(European Neuromuscular Centre，ENMC)推荐用于抗HMGCR抗体阳性患者。对于病情严重的患者，如卧床不起、吞咽障碍的患者，可考虑血浆置换。有研究显示，在接受免疫抑制治疗2年内，41%的抗HMGCR抗体阳性IMNM患者肌力恢复正常，65%的患者在4年内可恢复正常，且老年患者的肌力恢复速度快于年轻患者。但即使在肌力完全恢复的患者中，55%的患者肌酸激酶水平仍然超过500 IU/L，这表明抗HMGCR抗体阳性IMNM是一种慢性的神经系统炎症性疾病。除年龄外，IMNM免疫抑制治疗的预后还与病程及肌肉坏死、脂肪替代的程度有关。

总　结

本例患者临床症状典型,完善实验室检查、肌电图、影像学、特异性抗体及肌肉病理检查均符合抗 HMGCR 抗体阳性 IMNM 诊断。予静脉注射人免疫球蛋白后肌力恢复较快,后续予糖皮质激素及免疫抑制剂预防复发。考虑患者年龄较大,免疫抑制剂选用吗替麦考酚酯。该患者诊断、治疗及时,预后较好。因此,对于炎性肌病,需要早期识别,积极治疗,有条件的患者可及时应用人免疫球蛋白,以迅速减轻自身免疫介导的肌肉损伤。

【参考文献】

[1] DAY J A, LIMAYE V. Immune-mediated necrotising myopathy: a critical review of current concepts [J]. Semin Arthritis Rheum, 2019, 49(3): 420 – 429.

[2] PINAL-FERNANDEZ I, PARKS C, WERNER J L, et al. Longitudinal course of disease in a large cohort of myositis patients with autoantibodies recognizing the signal recognition particle [J]. Arthritis Care Res(Hoboken), 2017, 69(2): 263 – 70.

[3] WATANABE Y, URUHA A, SUZUKI S, et al. Clinical features and prognosis in anti-SRP and anti-HMGCR necrotising myopathy [J]. J Neurol Neurosurg Psychiatry, 2016, 87(10): 1038 – 1044.

[4] CHRISTOPHER-STINE L, CASCIOLA-ROSEN L A, HONG G, et al. A novel autoantibody recognizing 200-kd and 100-kd proteins is associated with an immune-mediated necrotizing myopathy [J]. Arthritis Rheum, 2010, 62(9): 2757 – 2766.

[5] MAMMEN A L, CHUNG T, CHRISTOPHER-STINE L, et al. Autoantibodies against 3-hydroxy-3-methylglutaryl-coenzyme A reductase in patients with statin-associated autoimmune myopathy [J]. Arthritis Rheum, 2011, 63(3): 713 – 721.

[6] MAMMEN A L. Statin-associated autoimmune myopathy [J]. N Engl J Med, 2016, 374(7): 664 – 669.

[7] LINK E, PARISH S, ARMITAGE J, et al. SLCO1B1 variants and statin-induced myopathy-agenomewide study [J]. N Engl J Med, 2008, 359(8): 789 – 799.

[8] ALLENBACH Y, DROUOT L, RIGOLET A, et al. Anti-HMGCR autoantibodies in European patients with autoimmune necrotizing myopathies: inconstant exposure to statin [J]. Medicine(Baltimore), 2014, 93(3): 150 – 157.

[9] WERNER J L, CHRISTOPHER-STINE L, GHAZARIAN S R, et al. Antibody levels correlate with creatine kinase levels and strength in anti-3-hydroxy-3-methylglutaryl-coenzyme A reductase-associated autoimmune myopathy [J]. Arthritis Rheum, 2012, 64(12): 4087-4093.

[10] TSAMIS K I, BOUTSORAS C, KALTSONOUDIS E, et al. Clinical features and diagnostic tools in idiopathic inflammatory myopathies [J]. Crit Rev Clin Lab Sci, 2022, 59(4): 219-240.

[11] PINAL-FERNANDEZ I, CASAL-DOMINGUEZ M, CARRINO J A, et al. Thigh muscle MRI in immune-mediatednecrotising myopathy: extensive oedema, early muscle damage and role of anti-SRP autoantibodies as a marker of severity [J]. Ann Rheum Dis, 2017, 76(4): 681-687.

[12] ALLENBACH Y, BENVENISTE O, STENZEL W, et al. Immune-mediated necrotizing myopathy: clinical features and pathogenesis [J]. Nat Rev Rheumatol, 2020, 16(12): 689-701.

[13] ALLENBACH Y, MAMMEN A L, BENVENISTE O, et al. 224th ENMC International Workshop: Clinico-sero-pathological classification of immune-mediated necrotizing myopathies Zandvoort, The Netherlands, 14-16 October 2016 [J]. Neuromuscul Disord, 2018, 28(1): 87-99.

[14] KASSARDJIAN C D, LENNON V A, ALFUGHAM N B, et al. Clinical features and treatment outcomes of necrotizing autoimmune myopathy [J]. JAMA Neurol, 2015, 72(9): 996-1003.

[15] MAMMEN A L, TINIAKOU E. Intravenous immune globulin for statin-triggered autoimmune myopathy [J]. N Engl J Med, 2015, 373(17): 1680-1682.

[16] TINIAKOU E, PINAL-FERNANDEZ I, LLOYD T E, et al. More severe disease and slower recovery in younger patients with anti-3-hydroxy-3-methylglutaryl-coenzyme A reductase-associated autoimmune myopathy [J]. Rheumatology (Oxford), 2017, 56(5): 787-794.

[17] PINAL-FERNANDEZ I, CASAL-DOMINGUEZ M, MAMMEN A L. Immune-mediated necrotizing myopathy [J]. Curr Rheumatol Rep, 2018, 20(4): 21.

[18] LANDON-CARDINAL O, KOUMAKO C, HARDOUIN G, et al. Severe axial and pelvifemoral muscle damage in immune-mediated necrotizing myopathy evaluated by whole-body MRI [J]. Semin Arthritis Rheum, 2020, 50(6): 1437-1440.

(李函星 沈赟 金宏 陈静 毛成洁 刘春风)

病例十三

Moyamoya 病合并颈动脉蹼致脑梗死

Moyamoya 病,又称烟雾病,是一种病因未明,以双侧颈内动脉末端及大脑前动脉、大脑中动脉起始部慢性进行性狭窄或闭塞为特征,继发颅底异常烟雾样血管网形成的一种脑血管疾病。颈动脉蹼(carotid web)则是一种起源于颈动脉球部后壁并且突出于管腔内的薄层蹼状内膜纤维结构,是不明原因缺血性卒中患者的危险因素之一,但 Moyamoya 病合并颈动脉蹼者十分少见。现报道 1 例经 DSA 证实的 Moyamoya 病合并颈动脉蹼的卒中患者,并结合相关文献进行讨论。

临床资料

一、一般资料

患者男性,42 岁,因"1 月内反复发作性右侧肢体乏力 3 次"于 2023 年 4 月 5 日就诊于苏州大学附属第二医院神经内科急诊。患者入院 1 个月前起床时突发右侧肢体乏力,伴持物不稳、行走不利,持续约 20 min 后自行好转。10 天前患者出现相同症状,体位变化时发生,发作持续 15 min 后好转。昨日患者症状再发后至我院急诊就诊,完善经颅多普勒超声(transcranial Doppler,TCD)示左侧大脑中动脉中度狭窄,头颅 CT 未见明显异常。急诊予氯吡格雷300 mg 顿服,同时给予改善循环、清除自由基治疗。为进一步治疗,以"短暂性脑缺血发作"收住病房。病程中,患者饮食、睡眠可,大小便正常。既往体健,否认癫痫、心脏病、脑卒中病史。否认吸烟、饮酒史,无特殊药物接触史。

生活起居规律。家族史阴性。

查体：NIHSS 评分 0 分，左上肢血压 112/59 mmHg，右上肢血压 111/76 mmHg，神志清楚，言语流利，对答切题，双侧瞳孔等大等圆，直径约2.5 mm，对光反射灵敏，眼球运动正常，双侧鼻唇沟对称，伸舌居中，颈软，四肢肌力 5 级，四肢肌张力正常，感觉及共济运动正常，左侧 Babinski 征阴性，右侧 Babinski 征阳性。心脏听诊律齐、无杂音，肺部听诊无异常。

二、辅助检查

入院检查血常规、肝肾功能、甲状腺功能三项、维生素 B_{12}、叶酸、血脂四项、糖化血红蛋白、输血前检查(乙肝五项、梅毒螺旋体、HIV)、自身抗体初筛、抗心磷脂抗体、ANCA、红细胞沉降率正常。血同型半胱氨酸水平41.2 μmol/L(正常值5.0~15.0 μmol/L)。常规脑电图及蝶骨电极监测、心脏超声、TCD 发泡试验、24 h 动态心电图均未见异常。完善头颅 MRI 提示左侧颞叶点状 DWI 高信号，考虑新发梗死(图 13-1A)；T2WI 可见右侧侧裂池内杂乱血管流空信号(图 13-1B)。头颈部 CTA 见双侧颈内动脉末端重度狭窄、闭塞(图 13-1C)，斜矢状位见右侧颈内动脉起始部薄膜样结构伴管腔充盈缺损(图 13-1D)，3D 重建图像见管腔模样凹陷结构(图 13-1E)。进一步完善 DSA 发现患者右侧大脑中动脉闭塞，局部烟雾样血管团形成，由烟雾样毛细血管团代偿供血，左侧大脑中动脉 M1 段重度狭窄，伴局部烟雾样血管形成，综合以上情况考虑 Moyamoya 病[铃木(Suzuki)分期Ⅱ~Ⅲ期；图 13-1F 和图 13-1G]。与此同时，DSA 可见右侧颈内动脉球部管腔内细线状薄膜样结构(图 13-1H)，静脉相可见造影剂滞留(图 13-1I)，考虑右侧颈内动脉颈动脉蹼形成。

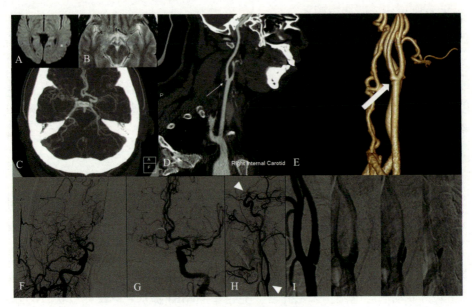

图 13-1　患者影像学检查结果

三、诊断与鉴别诊断

本例患者为中年男性,无明显脑血管病高危因素,以反复发作性右侧肢体乏力起病,定位诊断考虑前循环、大脑中动脉供血区,定性诊断考虑为缺血性脑血管病,考虑诊断为短暂性脑缺血发作。因患者发病症状单一、刻板,每次持续时间类似,故考虑低灌注机制。患者查体可见右侧病理征阳性,进一步完善头颅 MRI 提示存在新发梗死。影像学检查 TCD 示左侧大脑中动脉 M1 段狭窄;完善 DSA 提示烟雾样血管形成,同时伴有颈动脉蹼,故发病机制考虑大脑中动脉供血区血流动力学异常所致低灌注。经进一步检查,患者无明显继发因素,故仍考虑诊断为 Moyamoya 病合并颈动脉蹼形成。

鉴别诊断中,对于发作性神经功能缺损的患者应注意排除其他病因,如癫痫部分性发作或失张力发作。本例患者存在右侧 Babinski 征阳性,MRI 提示新发梗死,脑电图未见异常,可排除癫痫;在卒中病因方面,患者无传统脑血管高危因素,需考虑其他少见原因,尤其是血管管壁或管腔异常所致的卒中,如原发或继发于自身免疫性疾病的血管炎、肌纤维发育不良等。本例患者自身免疫相关检查结果均为阴性,红细胞沉降率、自身抗体、ANCA 等血管炎相关标志物基本正常,故暂不考虑血管炎;肌纤维发育不良患者 DSA 常见受累血管呈串珠样、腊肠样改变,且以颅外血管病变较多见,部分患者可见肾动脉血管异常,本例患者 DSA 表现并不支持。

四、治疗

本例患者予阿司匹林 100 mg(每日 1 次)、阿托伐他汀 20 mg(每晚 1 次)进行脑梗死二级预防,同时予甲钴胺片 0.5 mg(每日 3 次)、叶酸片 5 mg(每日 3 次)口服治疗高同型半胱氨酸血症。建议患者进一步完善高同型半胱氨酸相关基因检测,同时完善 CTP 评估颅内血流灌注情况,可择期放置血管内支架以处理颈动脉蹼。

五、随访与转归

出院时患者 NIHSS 评分为 0 分,mRS 评分为 0 分。出院后 1 个月电话随访,患者症状未再发,告知患者 3~6 个月后进一步行 CTA 及 CTP 以评估手术指征。

讨 论

颈动脉蹼是一种起自颈动脉球部后壁,在颈动脉分叉以上向腔内突起的薄层蹼状结构,多见于颈内动脉起始部。Moyamoya 病与颈动脉蹼同时出现的情况在既往文献中并未报道,但二者的病理学改变可同时出现在血管内膜,这可能是二者发生相关性的潜在原因。在 Moyamoya 病中,血管病变表现为内膜增厚和内膜平滑肌细胞增生。颈动脉蹼首次命名于 1973 年,现在被认为是内膜型纤维肌发育不良(fibromuscular dysplasia,FMD)的一种非典型变异。从颈动脉蹼患者内膜剥脱术后的组织学标本中可以观察到,这一膜结构主要为肌纤维增生和纤维化的血管内膜改变,这与经典的 FMD 患者血管中膜的纤维化并不相同。而 Moyamoya 病患者的其他血管病变特征,如不规则的内膜弹力膜和中膜变薄,在颈动脉蹼患者中并未发现,提示二者在血管病理学上仍存在差异。

需要指出的是,本例患者尽管没有传统的脑血管病高危因素,但血检提示患者存在中度高同型半胱氨酸血症。由于患者拒绝做进一步基因检测,其最终病因无法揭示。研究发现,高同型半胱氨酸血症是 Moyamoya 病发生的危险因素之一。同型半胱氨酸在血管炎症中具有重要作用,其水平升高可能导致内膜损伤,从而使得血栓形成风险进一步加剧。在 Moyamoya 病和内膜型的 FMD 患者中,也观察到相似的血管炎性改变,如巨噬细胞的参与,但其始动因素并不明确。由于目前没有确凿证据证明高同型半胱氨酸血症与颈动脉蹼的关系,Moyamoya 病和颈动脉蹼二者共存的现象是否归因于高同型半胱氨酸血症并不清楚。

Moyamoya 病和颈动脉蹼都可能引起缺血性卒中,但对于本例患者,我们认为其新发梗死主要是由 Moyamoya 病引起的。首先,本例患者存在体位变化相关的反复、短暂、刻板发作的肢体无力,这强烈暗示低灌注而非微栓塞的发病机制,即由于血管狭窄导致局部灌注减少,引起血流动力学障碍导致相应区域缺血损伤。本例患者的 DSA 中,左侧颈内动脉末端和近端大脑中动脉存在重度狭窄,与右侧大脑半球相比,其代偿性的烟雾状血管也较少,这些新生的血管可能塌陷并形成血栓,导致穿通动脉的阻塞。其次,本例患者的颈动脉蹼位于梗死病灶的对侧,无法解释其发病过程。既往研究认为,颈动脉蹼的病理生理意义主要在于导致血栓形成,导致动脉-动脉栓塞,进而发生脑卒中事件。由于颈动脉蹼的结构凸出于高流量、高压的颈内动脉管腔,易使血液出现湍流;蹼近端底部与正常管壁间因血流速度减慢淤滞,促使该处形成附着血栓,血栓进一步扩大后脱落,随血流移动致远端供血区出现栓塞,导致临床发病。另外,颈动脉蹼处血栓脱落后可反复形成,因此更容易出现前循环栓塞和反复、多发的卒中病灶,这一点与本例患者亦不相同。

在辅助检查方面,DSA 因其良好的空间和时间分辨率常可用于同时评估 Moyamoya 病及颈动脉蹼。对于 Moyamoya 病患者,DSA 可以显示其侧支循环及代偿情况、Suzuki 分级和潜在动脉瘤,以便指导后续的治疗选择,如动脉搭桥等。对于颈动脉蹼患者,CTA 可以提供多平面重建和充分可视化的血管壁形态学信息,以便进一步区分动脉粥样硬化所致的解剖异常。但是 DSA 的动态过程往往能更清晰地展示颈动脉蹼在静脉期的形态和造影剂停滞现象。因此,对于临床高度疑诊颈动脉蹼的患者,在无创血管检查后应用 DSA 对于评估血管病变的重要性不言而喻。

在治疗方面,由于血栓形成可能是 Moyamoya 病和颈动脉蹼相关缺血性事件中的共同致病机制,因此本例患者我们选择抗血小板治疗作为起始的二级预防。由于本例患者为症状性的 Moyamoya 病,并且最终目标应该是通过改善颅内的血流动力学或使其正常化来预防卒中。从长远来看,血管重建手术可能是本例缺血性 Moyamoya 病最有效的治疗方法。对于颈动脉蹼的治疗,行常规单抗血小板聚集治疗仍然不足以预防患者再发脑血管事件,其相关脑血管事件的复发率仍然可达 29%~30%。颈动脉蹼的血运重建治疗,主要包括颈动脉内膜剥脱术及 CAS,前者报道较多,且有助于术后病理活检进一步证实颈动脉蹼。在一项纳入 24 例颈动脉蹼相关脑卒中患者的研究中,有 14 例行 CAS,经 4 个月随访后未出现任何围手术期并发症或复发性脑血管事件,提示颈动脉蹼患者行 CAS 可能受益。但由于缺乏大规模的随机对照研究,对于颈动脉蹼的最优治疗方式仍需进一步探索。对于无症状的颈动脉蹼患者能否从手术干预中获益目前也尚不清楚。

总　结

Moyamoya 病和颈动脉蹼的发病机制尚不明确,两者合并存在所致脑卒中的风险可能进一步升高。对于此类患者,应尽早完善其他病因筛查,如同型半胱氨酸水平和自身免疫相关标志物,在排除相关继发性病因后,建议尽早行 DSA 以完整地动态评估血管病变情况,为后续个体化的治疗策略提供依据。

【参考文献】

[1] CHEN H W, COLASURDO M, COSTA M, et al. Carotid webs: a review of pathophysiology, diagnostic findings, and treatment options[J]. J Neurointerv Surg, 2024: jnis – 2023 – 021243.

[2] SCOTT R M, SMITH E R. Moyamoya disease and moyamoya syndrome[J]. N Engl J Med, 2009, 360(12): 1226 – 1237.

[3] SHARASHIDZE V, NOGUEIRA R G, AL-BAYATI A R, et al. Carotid web phenotype is uncommonly associated with classic fibromuscular dysplasia: a retrospective observational study[J]. Stroke, 2022, 53(2): e33 – e36.

[4] 宁彬,张东,于腾飞,等. 颈动脉蹼的影像学特征与病理对照研究[J]. 中华超声影像学杂志, 2020, 29(1): 37 – 42.

[5] GE P C, ZHANG Q, YE X, et al. Modifiable risk factors associated with Moy-

amoya disease: a case-control study[J]. Stroke, 2020, 51(8): 2472-2479.

[6] MIKAMI T, SUZUKI H, KOMATSU K, et al. Influence of inflammatory disease on the pathophysiology of Moyamoya disease and Quasi-moyamoya disease[J]. Neurol Med Chir (Tokyo), 2019, 59(10): 361-370.

[7] 王子高, 茅翼亭, 赵鸿琛, 等. 颈动脉蹼相关脑梗死的临床特征与血管重建治疗(附3例报告及文献复习)[J]. 中国临床神经科学, 2021, 29(3): 280-288.

[8] OLINDO S, GAILLARD N, CHAUSSON N, et al. Clinical, imaging, and management features of symptomatic carotid web: insight from CAROWEB registry[J]. Int J Stroke, 2024, 19(2): 180-188.

[9] BALA F, ALHABLI I, SINGH N, et al. Relationship between carotid web morphology on CT angiography and stroke: a pooled multicenter analysis[J]. Int J Stroke, 2024: 17474930241264141.

[10] ZHANG A J, DHRUV P, CHOI P, et al. A systematic literature review of patients with carotid web and acute ischemic stroke[J]. Stroke, 2018, 49(12): 2872-2876.

[11] HAUSSEN D C, GROSSBERG J A, BOUSLAMA M, et al. Carotid web (intimal fibromuscular dysplasia) has high stroke recurrence risk and is amenable to stenting[J]. Stroke, 2017, 48(11): 3134-3137.

(石际俊　徐加平　庄圣　胡伟东)

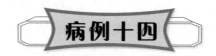

PRKN 基因突变致早发型帕金森病

发病早于 50 岁的帕金森病（Parkinson's disease, PD），称为早发型帕金森病（early-onset Parkinson's disease, EOPD），与晚发型帕金森病（late-onset Parkinson's disease, LOPD）相比，发病年龄早，病程长，临床表现异质性大，症状相对不典型，易被忽视和误诊，常常与其他运动障碍病所混淆。且 EOPD 患者更容易出现药物相关并发症，需要个体化评估及治疗。现报道 1 例 EOPD 患者，以期提高临床医生对本病的全面认识和规范化诊疗能力。

一、一般资料

患者男性，39 岁，因"双下肢乏力 2 年，加重伴行走不稳 8 月"于 2023 年 11 月就诊于神经内科。患者 2021 年 3 月出现双下肢乏力，活动后酸痛，伴双下肢不自主抖动，夜间较重，否认胸闷气促，否认吞咽障碍，否认复视。外院查乙酰胆碱受体抗体等重症肌无力相关抗体阴性，肌电图提示未见明显异常，血钾偏低，考虑低钾型周期性麻痹，予补钾、营养神经治疗。2021 年 9 月，患者症状持续不好转，外院查脊柱 MR 未见明显异常，考虑躯体化障碍。2023 年 3 月，患者症状加重，乏力明显伴行走不稳，寒冷刺激后明显，双下肢近端肌肉紧张酸痛，站立不稳，易后倾，伴脚趾抓地感，行走时左侧连带动作减少。先后予"美多芭 62.5 mg（每日 3 次）""巴氯芬 10 mg（每日 3 次）"治疗，肌紧张缓解，余症状不明显，遂自行停药。既往体健，无烟酒嗜好，否认药物、毒物接触史。否认精神类药物、多巴胺拮抗剂、钙通道阻滞剂等药物服用史。其妹妹有"锥体外系综合征"病史，未规律治疗。

查体：神志清楚，精神可，对答切题，言语流利，卧位血压 146/89 mmHg，立位血压 137/92 mmHg,双侧瞳孔等大等圆,直径 2.0 mm,对光反射灵敏,双侧鼻唇沟对称,伸舌居中,四肢肌力 5 级,双下肢肌张力铅管样增高,双侧指鼻试验、跟膝胫试验完成准,一字步试验不能完成,睁眼、闭眼站立不稳,左侧连带动作减少;双侧浅感觉对称;掌颌反射阴性,双侧 Babinski 征阴性。

二、辅助检查

患者入院后完善相关检查,血常规、生化全套、凝血功能、甲功全套、输血前检查、铜蓝蛋白、同型半胱氨酸、维生素水平均在正常范围。电解质:K^+ 3.3 mmol/L。重症肌无力 5 项(CBA 法)结果阴性。胸部 CT、脊柱 MRI 未见明显异常(图 14-1)。头颅 MRI 提示双侧白质病变(图 14-2)。2021 年外院肌电图示所检神经传导 F 波、H 反射无明显异常,右侧腓总神经低频重复神经电刺激未见明显异常。

入院后患者行左旋多巴负荷试验:UPDRS-Ⅲ 关期 34 分,开期 18 分,改善率 47.06%。经颅黑质超声提示患者中脑面积 3.79 cm^2,双侧黑质线性强回声,回声等级为 Ⅱ 级(图 14-3)。膀胱残余尿 11.1 mL,在正常范围(图 14-4)。夜间多导睡眠监测示睡眠效率一般,睡眠结构可;睡眠中可及鼾声,偶及呼吸事件,呼吸暂停低通气指数(apnea-hypopnea index,AHI)4.4;夜间平均血氧饱和度 97%,最低血氧饱和度 90%;REM 期偶及下颌肌电增高,音视频可及梦语,未及四肢挥动。肌电图双下肢未见确切神经源性及肌源性损害。震颤分析示右下肢可见静止性震颤(5.7 Hz)及姿势性震颤(6.2 Hz)。考虑到患者青年起病,有可疑家族史,取得患者同意后留取血样本行基因全外显子测序(表 14-1),结果提示 *PRKN* 基因存在一处杂合变异(c.850G>C),ACMG 评级为致病性;*LRRK2* 基因存在一处纯合变异(c.7153G>A),ACMG 评级为临床意义未明。

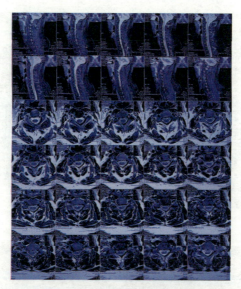

图14-1　患者脊柱MRI图像

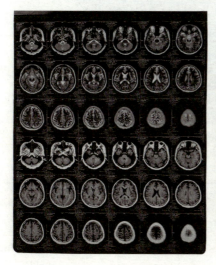 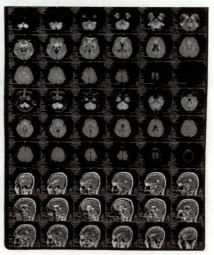

图14-2　患者头颅MRI图像

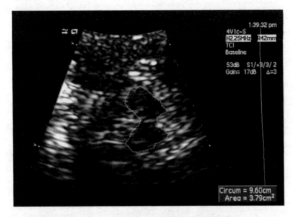

图 14-3　患者经颅黑质超声图像

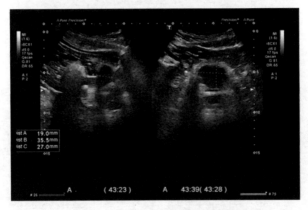

图 14-4　患者膀胱残余尿超声图像

表 14-1　患者全外显子测序结果

基因	转录版本 Exon 位置	变异位点（GRCh37/hg19）	合子型 测序深度 变异比例	人群携带频率	家系验证	ACMG评级	相关疾病遗传方式
PRKN	NM_004562.3 exon7	c.850G > C chr6-162206825 p.Gly284Arg	杂合 42/35 0.45	0.000 012 0.000 109	—	致病性	青少年型PD 2型（AR，有AD遗传的个案报道）
LRRK2	NM_198578.4 exon48	c.7153G > A chr12-40757328 p.Gly2385Arg	纯合 0/66 1.00	0.001 711 0.021 81	—	临床意义未明	常染色体显性PD 8型（AD）

三、诊断与鉴别诊断

患者表现为慢性进展性行动迟缓、姿势平衡障碍、肌强直、右下肢静止性震颤，左旋多巴效应良好，无嗅觉减退、体位性低血压、快速眼动期睡眠行为障碍(rapid eye movement sleep behavior disorder，RBD)、尿潴留、便秘等非运动症状及自主神经功能障碍。头颅 MRI 未见脑萎缩、十字征、蜂鸟征等征象。震颤分析提示单肢静止性震颤。结合以上临床症状及体征，PD 诊断明确。患者年龄低于 50 岁，完善全外显子测序提示 *PRKN* 致病性基因突变，EOPD 诊断明确，根据突变类型诊断为常染色体隐性遗传的帕金森病(autosomal recessive Parkinson's disease，ARPD)。

该疾病需要与肝豆状核变性、亨廷顿病、DRD、脊髓小脑共济失调鉴别，可通过检测铜蓝蛋白、K-F 环、头颅 MRI、左旋多巴负荷试验与全外显子测序等进行鉴别。

四、治疗

明确诊断后，予美多芭 62.5 mg(每日 3 次)、吡贝地尔缓释片 20 mg(每日 2 次)、雷沙吉兰 1 mg(每日 1 次)口服治疗。

五、治疗结果、随访及转归

出院半年后随访，患者行走稳健、平衡能力良好、连带活动正常、震颤明显改善，但仍有转弯稍迟钝。

讨 论

PD 是常见的神经系统退行性疾病，常见于 50 岁以上人群，且随年龄的增长，患病率逐渐增高。发病早于 50 岁的患者称为 EOPD，根据起病年龄，可进一步分为发病早于 21 岁的青少年型帕金森综合征(juvenile parkinsonism，JP)和发病晚于 21 岁的青年型帕金森病(young onset Parkinson's disease，YOPD)；根据遗传特点，可进一步分为 ARPD 和常染色体显性遗传的帕金森病(autosomal dominant Parkinson's disease，ADPD)。EOPD 的发病年龄早，病程长,临床表现异质性大,症状相对不典型,易被忽视和误诊;虽对小剂量左旋多巴的反应好,但更容易出现运动并发症。因此,EOPD更需要个体化治疗与管理。EOPD约占所有PD患者的10%,美国EOPD发病率在0~29岁人群为每年每10万人0.8例,在30~49岁人群为每年每10万人3例,国内尚无相关确切数据。本例患者早期症状不典型,表现为姿势平衡障碍、行走乏力,外院先后考虑重症肌无力、亚急性脊髓联合变性、躯体化障碍等,未进行规范化运动障碍病评估及诊疗。其间曾考虑PD,但结合患者家族史、查体体征,我们仍考虑帕金森综合征,完善基因检测后,明确EOPD诊断。予规范化PD治疗后,患者症状改善明显,且经过半年随访,未出现运动并发症。

EOPD的发病机制尚未完全清楚,目前认为遗传因素在其中起到重要作用。至今已鉴定克隆了20余个EOPD致病基因,其编码的蛋白涉及氧化应激、线粒体功能、蛋白酶体功能、溶酶体与自噬、多巴胺能代谢及免疫炎症通路等,不同致病基因具有不同的临床表型。在中国国内人群中,通过对1 676例非家族性EOPD患者基因型分析发现,*PRKN*基因为最常见的致病突变基因,其他常见的突变基因包括*LRRK2*、*PLA2G6*、*PINK1*等。*PRKN*基因目前已发现200多种突变形式,其编码蛋白参与泛素蛋白酶体系统,但目前的致病机制尚不明确。

EOPD的特征性表现,除了运动迟缓、肌强直、静止性震颤、姿势平衡障碍等PD核心症状外,还可以肌张力障碍起病,多局限于下肢或足部。多数患者对左旋多巴反应良好,但异动症和症状波动的发生率较高,且出现较早。不同的基因型还有不同的特征性表现。例如,*PRKN*突变患者首发症状多为运动迟缓和肌张力障碍,可有晨轻暮重现象,对左旋多巴反应良好,认知障碍等非运动症状少见;*LRRK2*突变患者病程进展较慢,嗅觉减退等非运动症状少见,可有典型外显不全现象;*SNCA*突变患者病程进展较快,多伴有快速进展性认知功能障碍、精神症状等;*GBA*突变患者发病年龄较早,运动迟缓与肌强直较重,易伴有认知功能障碍、抑郁、嗅觉障碍、RBD等非运动症状;*PLA2G6*突变患者进展相对较快,易出现症状波动和异动症,常合并肌张力障碍、锥体束征、神经精神症状等,MRI可显示铁沉积。此外,EOPD患者伴随的社会功能受损也需要关注。最突出的社会问题为家庭及就业问题,如提早退休、岗位受限、遗传问题等。对于本例患者,其早期出现脚趾抓地样肌张力障碍,左旋多巴负荷试验改善率超过40%,且规律服用美多芭后疗效显著,治疗半年后暂未出现运动并发症,相关表现符合典型 PRKN 突变患者的表现。

对于发病年龄小于 50 岁,符合 PD 诊断标准的患者,需要考虑 EOPD,但考虑到症状复杂性和遗传性,多数患者需要进行遗传咨询并根据家族史、发病年龄、临床表型等进行个体化基因检测。目前常用的基因测序方法包括单基因测序、Sanger 测序、靶向序列测序、全外显子测序、全基因组关联分析、多核苷酸重复扩增突变检测等。单基因测序适用于致病基因有限、家族史明确、临床表现典型的疾病,如肝豆状核变性(Wilson's disease)等。靶向序列测序覆盖度及灵敏度更高,适用于临床表现复杂的疾病,如 PD、遗传性弥漫性白质脑病合并轴索球样变、常染色体显性遗传脑动脉病伴皮质下梗死及白质脑病等。全外显子测序及全基因组关联分析适用于鉴定新的突变类型,但费用较高。此外,部分疾病还需要完善拷贝数和多核苷酸重复扩增突变,可利用毛细管电泳等方法。对于本例患者,考虑 EOPD 诊断,结合患者妹妹具有类似家族史,我们进行了 PD 相关靶向序列测序明确突变基因。

此外,考虑到 EOPD 异质性,还需要与其他运动障碍病鉴别。即使是具有典型临床表现的患者,也要进行详细的病史询问、辅助检查来排除继发性帕金森综合征或其他运动障碍病。例如,肝豆状核变性常有 K-F 环,血清铜蓝蛋白减低;药物源性帕金森综合征常有精神类药物、中枢及外周多巴胺能拮抗剂、钙离子通道阻滞剂等药物服用史;DRD 常以足部起病,且对小剂量左旋多巴有效,但很少出现异动症,另外,PET-CT 也有助于鉴别;SCA 多以共济失调为首发表现,相关基因检测可鉴别。

EOPD 治疗原则与 PD 类似,但需要以小剂量起始,注意监测运动并发症的发生。常用的药物包括左旋多巴、多巴胺受体激动剂、单胺氧化酶 B 抑制剂、儿茶酚氧位甲基转移酶抑制剂、抗胆碱能药物等,并针对肌张力障碍、精神症状、认知障碍及非运动症状进行治疗。药物治疗的决定因素主要包括疾病严重程度、合并症、个人期望、社会及职业需要等。同时需要注意以下治疗要点:① 用药应以提高患者的工作能力和生活质量为目标,要关注 EOPD 的长期药物治疗选择;② 要关注个体化用药,遵循"尽可能以最小剂量达到满意临床效果"的用药原则;③ 要关注运动并发症的发生,特别是异动症,在改善运动症状的同时兼顾运动并发症的防治;④ 要关注非运动症状的预防与治疗;⑤ 要关注妊娠和哺乳期妇女、儿童、青少年等特殊人群的用药安全性,充分评估用药的获益与风险。同时,脑深部电刺激术、重复经颅磁刺激也可考虑用于

EOPD 患者。可穿戴运动监测设备、睡眠监测设备等新型远程监测设备也逐渐应用于 EOPD 患者,从而使患者得到远程指导及群体支持。此外,针对 *LRRK2*、*SNCA*、*GBA*、*PRKN* 等基因突变的患者,相关基因靶向药物目前处于临床试验中,未来有望应用于临床。遗传因素与 EOPD 的发生有关,特别是有家族史的 EOPD 患者可能携带与 PD 相关的基因突变,必要时该类家族需要完善遗传咨询,对提高人口素质具有重要意义。本例患者予小剂量美多芭起始治疗,并逐渐加用吡贝地尔缓释片、雷沙吉兰,疗效良好,治疗半年后暂未出现运动并发症。在后期,我们还建议患者完善家系基因检测。

总 结

对于早于 50 岁出现行动迟缓、肌强直、肢体抖动等症状的可疑 EOPD 患者,需要根据家族史、发病年龄、临床表型等进行综合评估,进行遗传咨询与基因检测,并与其他运动障碍疾病相鉴别,进行个体化治疗,注意运动并发症的出现。

【参考文献】

[1] NIEMANN N, JANKOVIC J. Juvenile parkinsonism:differential diagnosis, genetics, and treatment [J]. Parkinsonism Relat Disord, 2019, 67:74-89.

[2] SCHRAG A, SCHOTT J M. Epidemiological, clinical, and genetic characteristics of early-onset parkinsonism[J]. Lancet Neurol, 2006, 5(4):355-363.

[3] Blauwendraat C, Heilbron K, Vallerga C L, et al. Parkinson's disease age at onset genome-wide association study:defining heritability, genetic loci, and α-synuclein mechanisms [J]. Mov Disord, 2019, 34(6):866-875.

[4] KITADA T, ARDAH M T, HAQUE M E. History of Parkinson's disease-associated gene, Parkin:research over a quarter century in quest of finding the physiological substrate [J]. Int J Mol Sci, 2023, 24(23):16734.

[5] WASNER K, GRüNEWALD A, KLEIN C. Parkin-linked Parkinson's disease:from clinical insights to pathogenic mechanisms and novel therapeutic approaches [J]. Neurosci Res, 2020, 159:34-39.

[6] CHEN Y P, GU X J, OU R W, et al. Evaluating the role of *SNCA*, *LRRK2*, and *GBA* in Chinese patients with early-onset Parkinson's disease [J]. Mov Disord, 2020, 35

(11): 2046-2055.

[7] HEALY D G, FALCHI M, O'SULLIVAN S S, et al. Phenotype, genotype, and worldwide genetic penetrance of *LRRK2*-associated Parkinson's disease: a case-control study [J]. Lancet Neurol, 2008, 7(7): 583-590.

[8] TRINH J, ZELDENRUST F M J, HUANG J, et al. Genotype-phenotype relations for the Parkinson's disease genes *SNCA*, *LRRK2*, *VPS35*: MDSGene systematic review [J]. Mov Disord, 2018, 33(12): 1857-1870.

[9] PETRUCCI S, GINEVRINO M, TREZZI I, et al. *GBA*-related Parkinson's disease: dissection of genotype-phenotype correlates in a large Italian cohort [J]. Mov Disord, 2020, 35(11): 2106-2111.

[10] GUO Y P, TANG B S, GUO J F. *PLA2G6*-associated neurodegeneration (PLAN): review of clinical phenotypes and genotypes [J]. Front Neurol, 2018, 9: 1100.

[11] SCHRAG A, HOVRIS A, MORLEY D, et al. Young-versus older-onset Parkinson's disease: impact of disease and psychosocial consequences [J]. Mov Disord, 2003, 18(11): 1250-1256.

[12] LIN C H, CHEN P L, TAI C H, et al. A clinical and genetic study of early-onset and familial parkinsonism in taiwan: an integrated approach combining gene dosage analysis and next-generation sequencing [J]. Mov Disord, 2019, 34(4): 506-515.

[13] ZHAO Y W, QIN L X, PAN H X, et al. The role of genetics in Parkinson's disease: a large cohort study in Chinese mainland population [J]. Brain, 2020, 143(7): 2220-2234.

[14] KLEIN C J, FOROUD T M. Neurology individualized medicine: when to use next-generation sequencing panels [J]. Mayo Clin Proc, 2017, 92(2): 292-305.

[15] GOLOVANOVA E V, LAZEBNIK L B, KONEV Y V, et al. Wilson's disease (hepatolenticular degeneration, dystrophia hepatocerebralis) diagnosis, treatment and dispensary observation. Guidelines were approved by the XV Gastroenterological Scientific Society of Russia in 2015 [J]. Eksp Klin Gastroenterol, 2015, (7): 108-111.

[16] ALBANESE A, BHATIA K, BRESSMAN S B, et al. Phenomenology and classification of dystonia: a consensus update [J]. Mov Disord, 2013, 28(7): 863-873.

[17] VAN PROOIJE T, IBRAHIM N M, AZMIN S, et al. Spinocerebellar ataxias in Asia: prevalence, phenotypes and management [J]. Parkinsonism Relat Disord, 2021, 92: 112-118.

[18] TOLOSA E, VILA M, KLEIN C, et al. *LRRK2* in Parkinson disease: challenges of clinical trials [J]. Nat Rev Neurol, 2020, 16(2): 97-107.

[19] ARTUSI C A, DWIVEDI A K, ROMAGNOLO A, et al. Association of subthalamic deep brain stimulation with motor, functional, and pharmacologic outcomes in patients with monogenic Parkinson disease: a systematic review and meta-analysis [J]. JAMA Netw Open, 2019, 2(2): e187800.

[20] LEFAUCHEUR J P, ALEMAN A, BAEKEN C, et al. Evidence-based guidelines on the therapeutic use of repetitive transcranial magnetic stimulation (rTMS): an update (2014—2018) [J]. Clin Neurophysiol, 2020, 131(2): 474-528.

[21] BHIDAYASIRI R, UDOMSIRITHAMRONG O, DE LEON A, et al. Empowering the management of early-onset Parkinsons' disease: the role of technology [J]. Parkinsonism Relat Disord, 2024:107052.

[22] DEHAY B, BOURDENX M, GORRY P, et al. Targeting α-synuclein for treatment of Parkinson's disease: mechanistic and therapeutic considerations [J]. Lancet Neurol, 2015, 14(8): 855-866.

[23] RIBOLDI G M, DI FONZO A B. GBA, Gaucher disease, and Parkinson's disease: from genetic to clinic to new therapeutic approaches [J]. Cells, 2019, 8(4):364.

(闫家辉　金佳颖　毛成洁　李凯　陈静)